看得懂、记得住、信得过、做得到的防癌抗癌工具书

实用自我防癌指南

郑赞朴　编著

中国科学技术出版社

·北　京·

图书在版编目（CIP）数据

实用自我防癌指南 / 郑赞朴编著 . — 北京 : 中国科学技术出版社，2017.12

ISBN 978-7-5046-7781-5

Ⅰ . ①实… Ⅱ . ①郑… Ⅲ . ①癌—防治—指南 Ⅳ . ① R73-62

中国版本图书馆 CIP 数据核字（2017）第 266637 号

策划编辑　崔晓荣
责任编辑　崔晓荣　高　磊
装帧设计　长天印艺
责任校对　焦　宇
责任印制　马宇晨

出　　版　中国科学技术出版社
发　　行　中国科学技术出版社发行部
地　　址　北京市海淀区中关村南大街 16 号
邮　　编　100081
发行电话　010-62173865
传　　真　010-62173081
网　　址　http://www.cspbooks.com.cn

开　　本　850mm × 1168mm　1/32
字　　数　100 千字
印　　张　5.25
版　　次　2017 年 12 月第 1 版
印　　次　2017 年 12 月第 1 次印刷
印　　刷　北京盛通印刷股份有限公司
书　　号　ISBN　978-7-5046-7781-5 / R · 2168
定　　价　20.00 元

内容提要

世界卫生组织指出，1/3 的癌症可以预防，1/3 的癌症可以治愈，1/3 的癌症通过治疗可以延长生存期。如何实现这 3 个 1/3 呢？

鉴于“每个人是自己健康的第一责任人”，本书从个人防癌出发，在简要描述癌症“特性”、消除“恐癌症”的基础上，围绕预防患癌和防癌恶化两个主题，既全面深入地介绍癌症相关知识，又列举了许多防癌成功和癌症病人康复的例子，从而帮助广大读者在癌症的各种预防方法方面能够“看得懂、用得上、记得住、信得过”。从这个意义上讲，本书不失为一本指导个人防癌抗癌、享受健康长寿的工具书。

序

当前，我国经济高速发展，人民生活水平不断提高，伴随而来的恶性肿瘤、心脑血管疾病和糖尿病严重威胁着人们的生命和健康，因此，这三大疾病被称为人类健康的“三大杀手”或“三大元凶”。特别是近年来，恶性肿瘤发病率不断上升，其发病之众，危害之大，被人们称为“万病之首”。

随着人们对物质生活质量的要求不断提高，对生命健康的关注度也就超过了以往任何一个时期。怎样生活得幸福、快乐、健康，已经成为全社会关注的热点。党和政府对广大人民群众的生命健康高度重视。2016 年，习近平主席亲自主持召开了“全国健康与卫生工作会议”，将人民群众的生命健康问题提高到国家层面，采取了多种积极有效的措施，预防疾病的发生和蔓延。在这样的大背景下，如何传播医学科学知识，普及健康养生的理念，使更多的人学会防病治病的知识，远离疾病，特别是远离癌症，让生活更加美好，已成为包括医学科学工作者在内的各方有识之士的一项重要任务。81 岁的郑赞朴老先生自觉承担起了这一社会责任，将积累了 60 年的工作经验，撰写成了这部《实用自我防癌指南》。这是一部实用性、指导性很强的科普读物，其出发点就是通过对全民健康保健及防癌治癌知识的传播，来提高人们的科学防癌意识和能力，从而进一步提高生活质量，让人们更健康，社会更和谐，生活更美好。

郑赞朴老先生虽然年逾八旬，但仍然精神矍铄，笔耕不辍。当我反复拜读老先生的大作时，不但为书中的丰富内容所吸引，更为老先生的执着精神所感动。老先生不但自己率先垂范，高度重视自身养生保健，81 岁仍然神健体康。更令人敬佩的是他在自己康健的同时，不忘他人，将自己多年来精心研究的防癌成果梳理、加工，并著书立说，以便让更多的人能够掌握科学防癌治癌的知识，远离癌症。这是何等精神！何等大爱！故当老先生邀我作序时，我欣然从命。

《实用自我防癌指南》一书，用郑赞朴老先生自己的话来说，是一部“读者看得懂、用得上、记得住、信得过的防患癌和防癌恶化的工具书”。这部著作既能帮助大家转变思想观念，提高对恶性肿瘤的认识，也能告诉读者癌症到底是一种什么样的疾病，更能提醒病人及其家属，建立“早发现、早诊断、早治疗”的理念，减少病人的痛苦，为家庭乃至国家节省宝贵的医疗资源和经费。

我深知，撰写这样一部著作对于这样一位老同志是一项何等艰巨的重任！同样的医学知识，如何讲得通俗易懂，这要求有高超的技巧。科普有它一定的规律，掌握了这些技巧才可以让百姓读得懂、记得住、用得上、信得过。郑赞朴老先生正是这样一位既具有丰富科普专业知识，又懂得科普专业技巧的科普作家、一位智慧的老人！因此，我们有理由相信，有郑老先生这样高水平的科普专家，我国的医学科普工作一定能再上一个台阶，人民群众的防癌治癌观念一定能有较大幅度的转变，恶性肿瘤高发的局面一定会有较大程度的改观。

德国墨卡托基金会主席伯恩哈德·洛伦茨说：“什么是启蒙？启蒙象征着人的一种意志——找到新答案的意志，互相交流克服困难的意志。”相信在郑赞朴先生等老一辈医学科普工作者的启蒙、引领和激励下，一定会有更多的人树立起战胜癌症的坚强意志！相信在世界上彻底铲除癌症的梦想一定能够实现！

黑龙江中医药大学教授　王宇

前　言

当今，癌症既是人类健康的第一杀手，也是致贫、返贫的罪魁祸首。为了实现健康中国，全面建成小康社会的目标，不仅要有好的治疗癌症的方法，更要“精准”防癌，实现“天下无癌”。

防癌是一个系统工程。当前，存在许多不利于开展防癌工作的因素。

从人们对癌症防治的认识来看，最大的问题是“轻预防、重治疗”。有的人以为癌症无法预防，患不患癌症“听天由命”；有的人明知怎样远离癌症，但认为癌症离自己还“远得很”。基于这些认识，舍不得花钱、花精力、花时间去落实有效的预防措施。而一旦罹患癌症则不惜倾家荡产，四处奔跑，只要听说哪里能治就不远万里登门求医。治疗固然应当，但是能够预防时为什么不先下工夫去“防”呢？

从以往的宣传情况来看，报道癌症高发病率和高病死率的消息多，癌症可防和如何防的文章少，因而让人们误以为癌症是治不好、防不了的“绝症”，谁得了癌症就好像被判了“死刑”。因而，提到“癌症”这两个字就怕。就是没有人对你讲“癌症”两个字也是提心吊胆。发热几天不退，是不是癌症？这里肿了，是不是癌症？等等。

从已出版的相关著作来看，供从事医疗专业的医药人员研究和临床应用的专著不少，能让老百姓都看得懂、用得上、记得住、信得过的预防专著不多。有的虽讲了个人预防的知识，但不系统、不深入；有的仅停留在医学术语层面上，外行人入不了门，看了也白看；有的只讲预防方法怎样怎样做，未讲为什么这么做能起到预防癌症的作用，让人看了不知究竟，也容易忘记。

编辑本书，就是针对上述问题，介绍个人如何防癌、患了癌症如何避免恶化的相关知识，让人人享受健康长寿，让癌症病人提高生活质量，延长生存期。

笔者在本书的编写过程中引用了许多专家学者的学术成就，在此深表敬意。

这里要特别提到的是，拙作完稿后，笔者在向湖南省江永县机关、农村宣讲的同时，请全国各地的老领导、老同事指正，并得到了来自北京、广州、湖南、天津、辽宁等省、市、县、村各界朋友，从书名到内容提出的许多宝贵意见，在此表示衷心的感谢！

郑赞朴

目　录

上篇　癌症特性

中篇　抗癌与致癌物质

下篇　防患癌和预防癌症恶化

上篇

癌症特性

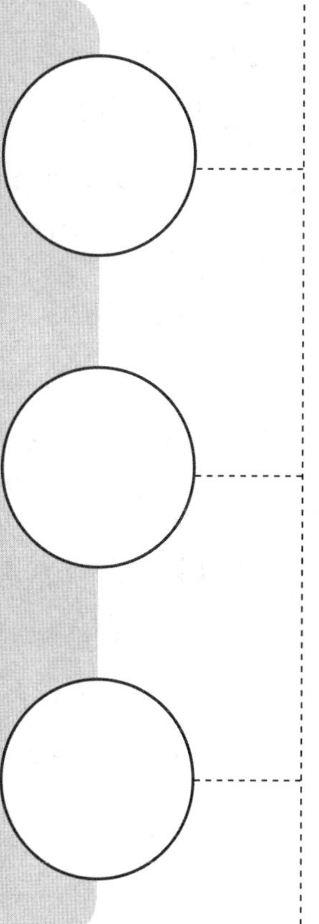

癌症猖獗。据世界卫生组织报道，全球每年大约有1400万人被诊断出癌症，大约有820万人因患癌症死亡。中国2016年估计有429.2万例癌症新发病例和281.4万例癌症死亡病例，相当于平均每天有12000人新患癌症、7500人死于癌症，也就是说，每一分钟，全国就有8人被诊断为恶性肿瘤、5人死于癌症。而且现在癌症仍处于增长趋势和年轻化的发展态势。其中，肺癌和乳腺癌呈现“急剧上升”趋势，严重威胁着我国人民的健康。

从个人患癌概率来看，据钱江晚报2017年3月23日报道，国家癌症中心汇总全国347家癌症登记点的数据，结果发现，中国城市居民0～85岁，累计发生患癌的风险为35%！也就是说，我们每个人一生中都有超过三成的概率被癌症缠上。

从发病年龄段来看，《2012中国肿瘤登记年报》显示，40～44岁年龄段恶性肿瘤发病率比35～39岁年龄段增加了一倍；50岁以上人群占全部发病的80%以上；80岁达到高峰。

预防患癌、预防癌症恶化，提高病人生活质量，延长生存期，直至提高治愈率，成为老百姓的迫切需要，也是政府关心人民生活的大事、急事。

国家癌症中心副主任、中国医学科学院肿瘤医院副院长石远凯在2016全国肿瘤防治宣传周指出：“整个社会对癌症的恐惧感太强，如果我们对癌症有一个客观的认识，可能就不会那么惧怕癌症。”

因此，本书首先帮助读者对癌症有一个基本的了解，从“谈癌色变”中走出来。在此基础上再谈各种预防措施。

一、癌症是恶性肿瘤的“代表”

人体由细胞组成。身体里的细胞和组织在某些因素的作用下，出现异常增生而形成局部肿块，称为肿瘤，俗称“无名肿毒”。

根据肿瘤的生物学特性及其对机体危害性的不同，肿瘤可分为良性和恶性两大类。良性肿瘤容易清除干净，一般不转移、不复发，对器官、组织只有挤压和阻塞作用。恶性肿瘤由于起源或组成细胞的不同，肿瘤名称也不同。来源于上皮组织的统称为“癌”，如鳞状细胞癌、腺癌；来源于间叶组织的称为“肉瘤”，如平滑肌肉瘤、纤维肉瘤。有少数肿瘤不按上述原则进行命名，如有些来源于幼稚组织和神经组织的恶性肿瘤称为母细胞瘤，如神经母细胞瘤、髓母细胞瘤、肾母细胞瘤等。有些肿瘤由于成分复杂或由于习惯沿袭，在肿瘤的名称前加“恶性”二字，如恶性畸胎瘤、恶性脑膜瘤、恶性神经鞘瘤等。有些肿瘤冠以人名，如尤文瘤、何杰金淋巴瘤。有些按肿瘤细胞的形态命名，如骨巨细胞瘤、肺燕麦细胞癌。

癌症可发生在除头发、指甲之外的人体任何部位，涉及人体的各个系统，共计 200 多种。癌几乎占了 80%，所以人们一提到恶性肿瘤就自然想到癌症。癌也就成了恶性肿瘤的“代言人”。

二、癌症是自古就有的“老病”

20 世纪 50 年代，人们很少听说癌症这个病。如今看到这么多的人患癌症、死于癌症，感到有些突然，也不知究竟。

其实，我国早在公元前 1600—公元前 1046 年的殷墟甲骨文上就记有“瘤”的病名。

殷墟甲骨文是殷商时代刻在龟甲兽骨上的，它是中国已发现的古代文字中时代最早、体系较为完整的文字。到了宋代医家东轩居士所著的《卫济宝书》中对癌瘤则有较详细的论述，尤其对乳腺癌等症的发病认识较深,除了强调其与年龄有关外，对精神因素亦颇重视，其所用“癌”字，可称第一次使用。

西方医学也于公元前 400 年左右这样记载：人体的肿瘤（或叫赘生瘤）可以大致区分成“无害性”肿瘤和“危险性”肿瘤两大类。“危险性”肿瘤的希腊文相当于今天所说的癌症。

以上说明，从远古时代就有癌症和癌症危害人类健康的记载。

三、癌症是慢性病

（一）像“三高”一样的慢性病

高血压、高血糖、高血脂又称“三高”，是公认的慢性病，人们对它们不仅不陌生，还习以为常，没有半点恐惧感。其实，癌症也正如世界卫生组织（WHO）于2006年正式公布的那样，癌症是一类慢性疾病。

“慢性病”的特点首先是发生缓慢。有资料称，从正常细胞到癌细胞再到癌症，最快5年，通常需要10～20年，甚至更长时间才出现临床症状。

痊愈也慢，是慢性病的又一特点。也就是说，癌症不是短期可以治愈的。作为病人和医生，首先应共同配合，采取有效的治疗方法，让瘤体的增长速度缓慢下来。让癌症病人像糖尿病、高血压病人一样，在控制症状中与癌魔“和平共处”，带瘤生存。

在这里先举一个5次患癌症5次治好了的例子：

中国新闻网2017年7月11日报道：

90岁老人37年战胜5种癌症，她是怎么做到的？

提起癌症，大家首先想到的就是死亡。但是，家住太原市的90岁老人廖泽美却不这么认为。

30余年来，廖泽美陆续战胜了宫颈癌、乳腺癌、皮肤癌、细胞癌和淋巴瘤。每次生病，廖泽美都积极就医，神奇的是在不久前的检查中发现，廖泽美体内的癌细胞已无影无踪。

瞒着家人去西安做手术

“我还有3个念书的儿子，不能败在病魔手里”

1980年，当时还在霍州矿务局中学任教的廖泽美在送走一批高中毕业生后，因劳累过度而病倒。在省城的各大医院多次检查后，一位大夫告诉她：“你有可能患上了宫颈癌，需要立即手术。”

廖泽美回忆着当时的心情，她说，那时觉得就是晴天霹雳，她不相信自己会患上这种病，不停地反复问大夫：“大夫，是不是看错了？我还有救吗？还能活多久？”

大夫安慰她：“只要处理及时，是可以治好的。”

听了大夫的话，廖泽美情绪渐渐稳定下来，她不断给自己打气：“我还有3个念书的儿子，还有疼爱我的家人，还有自己喜爱的教育事业，不能败在病魔手里，一定要顶住。”当务之急是立即手术，为了不让家人知道实情后担心，廖泽美没有在太原做手术，而是独自前往西安的医院。她对家人谎称自己想去散散心、旅旅游，就坐火车出发了。

在西安的手术非常成功，癌细胞得到了很好的控制，廖泽美在医院休养了10天就出院了。一个月后，廖泽美发现自己恢复得很好，没有什么异样，她才把实情告诉了家人。面对家人的担忧，她却笑着安慰他们："没事了，反正已经好了。"

化疗手术都是自己去医院

"我活着从手术室出来了，我又一次战胜了癌症"

1995年，刚退休不久的廖泽美正在规划着晚年时光，没想到癌症再次袭来，这次是乳腺癌。

当时，廖泽美的3个儿子都在外地工作，身边只有老母亲。这一次，廖泽美虽然没有刻意隐瞒，但为了不让孩子们在工作中分心，她仍然选择自己去医院化疗、手术。

亲朋好友们得知实情赶到医院时，廖泽美已经从手术台回到了病房。在护士帮她处理手术留下的伤口时，所有人都倒吸了一口凉气——巴掌大的黑洞，那是切除一部分胸部后留下的。

面对众人的惊恐，廖泽美笑着说："这有什么怕的？长好了还跟以前一样，关键是我活着从手术室里出来了，我又一次战胜了癌症。"

在乳腺癌刚刚得到控制时，皮肤癌、细胞癌又接踵而至，廖泽美只好又奔波于省城的各大医院，尝试各种各样的治疗。

当时，由于接受的治疗比较密集，各种药物的副作用让廖泽美的气色看起来很差，但每次结束治疗后，身体虚弱的廖泽美都会使劲挤出一个笑脸，然后自豪地对众人说："怎么样？我这状态，什么病都不怕，什么病都能好，没必要向病魔低头。"

得了病治就是了

“我相信医生，也相信自己”

2003 年，廖泽美被查出患上了淋巴瘤。

在得知这一结果后，廖泽美没有像人们想象中那样精神崩溃，而是乐观地表示，不就是又一次“小病”吗，治就是了。她还开玩笑地说：“这些病，几乎让我把太原的医院都住遍了，但这就是我的态度，有什么病我都要治好。”

此时，廖泽美已经年逾古稀，在治疗时，医生劝她保守治疗，以免身体负荷过大，但廖泽美却对医生说：“放心大胆地治，我之前战胜了那么多癌症，这次也要打败它。”

化疗、手术，廖泽美在面对病痛时态度始终乐观，她对大夫们说：“大夫们，你们要把我的病治好，让我活到 100 岁，我要亲眼看看祖国越来越强大。”

儿子孝顺，再苦老人也不觉得苦

经过 10 多年的治疗，前不久，山西大医院检查结果显示，廖泽美体内的癌细胞居然全部消失了，这一结果让周围的人称奇。当有人问她，有没有什么灵丹妙药时，老人笑着说：“没有，但是有 3 点，比灵丹妙药管用：听医生的话、不该吃的不吃、该吃的多吃。其实淋巴瘤并不可怕，为什么我可以一次次战胜癌症？因为我相信医生，也相信自己。”

关于在廖泽美老人身上发生的奇迹，从 2003 年就开始就担任廖泽美主治医生的山西大医院淋巴瘤科主任医师张巧花却感叹：“一点儿都不意外，都在情理之中。”

张巧花总结道：“廖泽美老人的生活习惯特别好，每天都读书、看报，喜欢和人聊天、说笑，面对病痛，心态已经占了上风。还有就是特别注重饮食，尤其是得知苦瓜能抗癌后，老人几乎顿顿都吃。”

说到上述几点，张巧花认为，对于战胜疾病，最关键的还是病人自己，“如果所有病人都能在严格要求自己生活习惯的前提下，积极配合医生的治疗，我相信任何疾病我们都可以治愈，这是病人和医生共同努力的结果”。

再举两个与癌魔“和平共处”、带瘤生存的例子：

中央视台 2017 年 2 月报道：重庆纪实摄影师顾颐的父亲于 2015 年体检时查出胃癌晚期。其父经过 1 次手术和 6 次化疗后，体重由原来的 130 多斤降到 80 多斤，看样子活不了多久了。为了让父亲过好最后的日子，顾颐决定带父母去外面的世界看一看。以看望孙子为借口，他将年过七旬的父亲顾全平和母亲吕爱平“骗”到澳大利亚，开始了一段长途旅行。到了那里，父母在夕阳下唱歌，用网兜捞螃蟹（因螃蟹太多，根本不需要用手去抓）。12 月 8 日是父母结婚 50 周年纪念日，父亲一大早就躲着老伴到野外采了很多野花。随后单膝跪地向妻子“求婚”。接着，两位老人从约 4200 米的高空跳伞，用这种方式庆祝他们的金婚。经过将近3个月的旅行，父亲对生活充满了信心，要学吉他、吹笛子、练习书法、绘画等。父亲说：我现在想通了，我要每天开开心心的，我还想再活70年！旅行结束后，父亲的体重增加了5千克，母亲也可以摆脱拐杖走路了。

湖南省江永县有位医务人员20年前确诊为肺癌，在立即做了手术切除后未再做放、化疗。他认为放、化疗虽然可以“赶尽杀绝”癌细胞，但放、化疗的不良反应对人体的危害很大，因此拒绝做放、化疗，要与癌细胞“和平共处”。几年后，肺癌复发，他仍坚持只做手术不搞放、化疗的“老路”。又过了几年，又复发了，但肿瘤长的位置不影响器官功能，他与医生商量后，连手术都不做了，也不做放、化疗，也不吃任何药。最近我见到了他，虽然年近七十，但看上去也就六十出头。他行走自如，红光满面，头脑清醒，健健康康。

（二）癌症也是严重危急病

虽然说癌症是慢性病，但它对病人身心的危害是极大的，对病人家庭的打击也是“毁灭”性的。主要表现在以下四个方面：

1. 病人精神上的恐惧与悲痛

很长一段时间，人们把癌症视为绝症，当得知自己患癌以后，第一反应是恐惧。对疾病未知的恐惧、对孤独的恐惧、对疼痛的恐惧、对与亲人分离的恐惧，出现心慌、眩晕、晕厥，甚至出现木僵状态。有的病人因此被吓死。多数病人虽然没被吓死，但会陷入极度的痛苦、绝望之中。想到自己还未完成的工作和事业，想到亲人及子女的生活、前途和家中的一切而自己又不能顾及时，便会从内心深处产生难以言语的痛楚和悲伤。再加上疼痛的折磨，用药难受，则进一步转化为绝望，甚至产生轻生的念头和行为。

2. 对人体的直接危害

（1）癌细胞无限制、无止境地增生，使病人体内的营养物质被大量消耗，导致人体消瘦、无力、贫血等。

（2）癌细胞释放出多种毒素，使人体产生一系列症状，如食欲缺乏、发热等。

（3）癌细胞转移到全身各处生长繁殖，使各个脏器功能严重受损，引起坏死、出血、感染。病人最终因器官功能衰竭而死亡。

3. 癌症复发、转移（也称癌扩散）

癌症复发是指已经被控制或切除的肿瘤又在原来的器官上出现。癌症复发的时间有长有短。短的或在首次治疗过后的几周、几个月，长的或三四年。复发的比例不可绝对化。例如乳腺癌复发概率大概是 1/3。

癌症转移是指肿瘤细胞从原发部位侵入淋巴管、血管或其他途经，被带到他处继续生长，形成与原发部位肿瘤相同类型的肿瘤，这个过程称为转移。

复发和转移是恶性肿瘤的特征，也是癌症治疗中存在的两大难题。癌症病人一旦复发、转移，就意味着“雪上加霜”。精神上“吃二遍苦，受二茬罪”。病痛更严重，器官功能更衰竭，病死率更高。

4. 致贫致死，人财两空

由于尚无绝对的疗效好、不良反应少的治疗方法，病死率较高；又由于治疗费用昂贵，“全家辛辛苦苦几十年，一人患癌回到解放前”。或致贫，或返贫。我国一位有名的话剧演员，1963 年出生，他演过许多电视剧和电影。2004 年 8 月 2 日在北京确诊为肝癌晚期。花了不少钱，做了两次手术，切除了患侧的肝，换了一个健康人的肝，但仍未能挽救其生命。从确诊并治疗到逝世，不到一年的时间，于 2005 年 6 月在天津某医院进行第二次换肝手术后逝世，年仅 42 岁。湖南省江永县有一位在广东经商的村民，2017 年 2 月 23 日感到上腹部不适，到医院检查确诊为肝癌，做了一次介入疗法后，身体就垮了，不能吃、不能走。辗转到北京治疗。某医院医生说，肝癌最大的危险是大出血，谁也救不了。听到这话，家属怕亲人死在外地，当天乘车赶回江永，在县医院住了几天又转到市医院，住了一天，发现情况不对又赶回江永老家。回到家两天后，也就是从确诊到死亡不足 1 个月的时间。这两个例子说明同一情况，如果没有好的治疗癌症的方法，或者选择的治疗方法不对路可能会造成严重的后果。

四、癌症是可治愈的

现如今有句顺口溜，“十个癌症九个埋，一个不埋不是癌”。这句话表明癌症治疗难度大、效果差。但是，随着医药事业的发展，癌症不再等于死亡。

这里先说能治好的两种情况：一种是完全治愈，不仅没有症状，身体健康了，而且不复发；另一种是减少痛苦，生活质量较高，多活几年或十几年。

为什么说癌症是可以治好、不再等于死亡呢？现从三个方面讲讲。

（一）在认识和治疗方法上有新突破、新成就

例如，在认识上。1981 年世界卫生组织癌症顾问委员会明确指出，1/3 的癌症可以预防，1/3 的癌症如能早期诊断可以治愈，1/3 的癌症经适当治疗可以减轻痛苦，延长生命。颠覆了过去几十年“癌症 = 死亡”的传统认识。

又如，在治疗理念上。上海中医药大学教授何裕民经过 30 余年的研究提出，癌症只是慢性病，可以与癌“和平”共处，不能只仰仗手术、化疗放疗等“战争”模式来解决所有的癌症

问题。治疗癌症不是纯医疗技术问题,而更多的是生活态度问题。他主张中西医结合，以中医无不良反应又能抑制瘤体增长的“零毒抑瘤”方法助力各个阶段的癌症治疗。

再如，在治疗方法上。在传统的手术、化疗、放疗“三板斧”的基础上有了许多新技术。

我国在治疗白血病方面，全美癌症研究基金会日前宣布，将第七届圣捷尔吉癌症研究创新成就奖授予中国工程院院士王振义和中国科学院院士陈竺，以表彰他们在急性早幼粒细胞白血病（APL）研究中取得的原创性成果及开发的全新疗法。

急性早幼粒细胞白血病曾被认为是病情凶险、病程发展迅速的白血病之一。但王、陈两位科学家将传统中药的砷剂与西药结合起来用于治疗急性早幼粒细胞白血病，使急性早幼粒细胞白血病病人的“五年无病生存率”从大约 25% 跃升至 95%，如今这种联合疗法已成为急性早幼粒细胞白血病的标准疗法。

在治疗肝癌方面，中国科学院院士、中国肝脏外科的开拓者和创始人、国际肝癌研究的重要开拓者、肝脏外科事业的重要推动者、获国家最高科学技术奖的吴孟超，近几十年做肝癌切除手术 9300 多例，成功率达到 98.5%，使我国肝脏外科长期处于国际领先地位。从他的创新历程来看：1958 年，吴孟超与张晓华、胡宏楷组成“三人小组”，依靠独立自主的研究和探索，创造性地提出了肝脏结构“五叶四段”解剖学理论。从此，中国医生掌握了打开肝脏“禁区”的“钥匙”。1960 年，吴孟超主刀成功实施了我国第一例肝脏肿瘤切除手术，实现了中国外科在这一领域“零”的突破。1963 年，吴孟超发明了“常温下间歇肝门阻断切肝法”，改变了西方沿用已久的传统技术，使肝脏手术成功率一下子提高到 90% 以上。同年，成功实施了世界上第一例中肝叶肿瘤切除手术，闯进了肝脏手术“禁区中的禁区”，在肝脏外科史上树起了一个新的里程碑。

法国国家科研中心研究人员最近开发出一种改善癌症治疗效果的新方法，其关键之处在于增强免疫细胞的抗癌能力。这项研究由科研中心和居里大学等机构共同完成。新一期《科学转化医学》报道，大部分与骨髓或血液有关的癌症，都能通过更换骨髓等方法进行有效治疗，这种方法目前被统称为“造血干细胞移植”，其捐献者既可以是病人的亲属，也可以是毫无血缘关系的志愿者。据介绍，这种方法之所以有效，一方面是因为更换了发生病变的骨髓；另一方面是因为医生向病人体内注入了来自同一位捐赠者的免疫细胞，也就是淋巴细胞，以增强整体的抗癌能力。

移植手术后，有的病人就此痊愈。

日本科研人员最近开发出一种通过免疫细胞增殖来治疗癌症的新方法。这种方法和抗癌药物并用，可有效杀灭癌细胞。

此外，还有一些目前尚处于实验阶段的新疗法，其中一些似乎可以用来治疗多种癌症，以及用来消灭某些类型的癌细胞。这些新疗法有用各种方法刺激人体免疫系统去探测癌细胞，加以消灭；移植骨髓来治疗白血病；以升高体温来提高化学疗法和放射疗法的效果（这种技术称为高温疗法）等。

（二）已经有一大批治愈的数据和典型病例

从国外来看，2006 年 6 月，在美国亚特兰大举行的美国临床肿瘤学会年会（ASCO）上，大会主席 Horming 博士在开幕式上宣布："美国癌症死亡总人数在 2005 年首次出现下降趋势。"美国自 1931 年开始进行癌症数据统计以来，美国癌症病人的幸存人数已从 1971 年的 300 万人增加到了 2001 年的 1000 多万人。美国 2005 年比 2004 年因癌症而死亡的人数减少了 2000 多人。这一消息表明，癌症是可控可愈的，"癌症 = 死亡"是个伪命题，是站不住脚的，是套在人们头上的精神枷锁。

就我国而言，无论西医或包括各民族医在内的中医对癌症均有多种治疗方法，且效果确切。自 20 世纪 90 年代以来，全国各地先后举行"抗癌明星"评选活动，被评出的"抗癌明星"的实例可以充分证明，癌症即使到了晚期仍然可以治愈。并且生存期达 5 年以上，最长的达几十年。有些病人在病愈后还为社会做出了很大贡献。

现在我们看看两次患癌、已康复 28 年的北京杨增和老人在一次分享会上的演讲稿：

由于长期以来工作过度劳累、抽烟过多、嘴唇受损，加之游泳受海水刺激溃疡，我于 1989 年被告知以往的唇部溃疡已恶变为鳞状细胞癌——唇癌。当我得知患癌后也很恐惧和不安。当时我的家族中已有九位亲人因患癌失去生命。人们常说："十个癌症九个埋，剩下一个不是癌"。那么，今天我也是癌会不会也被"埋"呢？想到这些真是不寒而栗。但是，我的潜意识告诉自己不能死，我还有 80 多岁的老母亲需要奉养，还有尚未毕业的女儿需要供养，我一定要找到一条活下去的路。

唇癌术后我到玉渊潭公园八一湖畔，见到一大群人聚在一起，还经常开怀大笑。一打听才知道这些人都是癌症病人，患有各种各样的癌，并且生存了很多年。于是，我眼前一亮，心想他们能活，我也能活！便树立了要活下去的信心。再一打听，这些人都在接受中西医治疗的同时坚持锻炼。我也跟着大家一起练习，但是并不顺利。大面积的唇被切除，术后又三次复发，1991 年还转移到颈部淋巴结。六次手术、两次大剂量的放疗，让我痛苦难忍。术后唇部流血、流脓，两三个月不愈合，难以进食，只能用塑料管吸粥食用。本来体重不达标的我更显得消瘦无力。但是我仍坚持去公园锻炼身体。就这样，在医生、家人、机关朋友和癌友的关心下度过了人生最艰难的岁月。康复后的我作为北京抗癌乐园的负责人始终重视政治学习，坚定不移地同党和政府保持一致，为政府分忧、为癌症病人解难，开展了许多欢乐抗癌、科学抗癌和互助抗癌等卓有成效的抗癌活动。

不幸的是，2010 年我又罹患前列腺癌。在住院接受放疗期间，我还忍着肛肠的疼痛、大小便失禁，在病房里伏案一篇篇阅改《癌症病人康复实录》的书稿，许多前去看望我的癌友都感动不已！一位西班牙的朋友打电话到病房说："杨老师，你要好好活着，你是我们癌症病人的旗手，不仅属于中国，你也属于全世界啊！"听着大家关心的话语，我信心倍增，我要战胜癌魔！经过一系列的治疗和持续不断的锻炼，癌症又一次被我攻克。真心感谢一直陪伴在我身边的朋友和家人。

（三）找到了治愈癌症的关键点

从以往的经验教训来看，我们已经找到治愈癌症的关键，即早发现早治疗、内因是第一要素、选择适合病人身体和病情的治疗方法。

这三个关键点中的第一点和第三点，本书后面有关部分会有介绍。此处重点讲述内因对治愈癌症的作用。

从医学方面来讲，癌症致死的原因，主要还是与那些能维持生命的内脏器官有关系。癌症通过直接或间接的方式破坏这些内脏器官的功能，从而置人于死地。这就告诉我们面对癌症，首先必须保护好内脏器官的功能，关键在于病人自身精神状态好，自身免疫力强。从哲学角度来讲，在众多的癌症能否治愈的因素中，病人自身的因素属于内因，医生的治疗方法则属于外因。“外因是变化的条件，内因是变化的根据，外因通过内因而起作用。”在同等条件下，精神因素又是内因中的关键因素，即面对癌症是不害怕、乐观开朗、积极斗争，还是悲观失望、“缴械投降”。精神乐观的人，就是患了癌症也可以长寿；精神悲观的病人，在接受治疗过程中充满了怀疑和恐惧，往往把疾病的后果扩大化，这样的病人病情往往很快恶化。治愈康复的病友，虽患癌症，但很坚强，服用治疗癌症的药物后便康复了，就好比鸡蛋因得到适当的温度而孵化成小鸡。有的人知道自己患癌症后当了癌魔的“俘虏”，他是“石头”，虽然温度适当，但不能使石头变为小鸡，也就是说他没有用药或者虽然用了药，但药效还没有达到一定程度就被吓死了。湖南某网站报道，一天，某医院医生去看一位在本院住院的癌症朋友，途经 B 超室的时候，顺便去检查。检查结果说他肝脏有问题，很可能是肝癌。听到这话，双脚就软了。他没去看朋友，而是回到家里。3 天后，这位医生就到“马克思”那里报到了。

现在我们讲讲国内外有很多因为内因的作用而康复的例子，也就是内因在外因的作用下战胜癌魔的例子。

中央电视台《黄帝内经》摄制组报道，上海市有一个癌症康复俱乐部，有会员 7800 多人，全部是癌症病人。这些癌症病人与癌魔进行了顽强的斗争。当他们中有些人被宣布只能活几个月，最多一年时，仍然开朗而坚强地面对疾病和死亡，积极“话疗”，交流抗癌心得，与癌魔作斗争。正是拥有这样的信心和乐观开朗的胸怀，让康复俱乐部的许多癌症病人创造了生命的奇迹，生存了 10 年、20 年，甚至有不少人生存了 40 年。

笔者从网上了解到，我国科学家彭加木，1957 年经上海中山医院检查，发现在他的食管与气管之间长了一个比拳头还要大的恶性肿瘤，当时一位医生断言他只能活半年。可彭加木没有被癌症所吓倒，他坚定地树立起战胜癌症的信心，乐观而又勇敢地面对现实，积极配合医生的治疗，顽强地和癌症作斗争，就这样，他又活了 25 年，一直到在新疆罗布泊考察时失踪！美国加利福尼亚州有个叫曼莉的女人，她生于 1876 年，自 1918 年至 1968 年的 50 年间，先后做了 4 次癌症手术，但她从不把癌症当成重病来看，快快乐乐地过日子，1978 年她还兴高采烈地庆祝了自己 102 岁的生日。

再举两个例子。

1. 近些年媒体报道的:

2016 年 6 月 28 日，成都商报记者邱峻峰以《乔榛：抗癌，最重要的是要心态好！》为题，讲述著名配音演员乔榛近日重游杜甫草堂，接受成都商报独家专访，畅谈抗癌故事。

乔榛：抗癌，最重要的是要心态好！

1986 年，发现癌症。

1999 年，癌症复发。

2001 年，发现骨转移。

2009 年，患上脑梗死。

2010 年，突发心肌梗死。

但这些，他都挺过来了，75 岁的他还在散发生命的热量。

在译制片《辉煌的年代》，作为幕后工作者的乔榛，是观众眼中的明星，他磁性、极富个性的声音随着《魂断蓝桥》《廊桥遗梦》《真实的谎言》《斯巴达克斯》《哈利·波特》等电影走进了千家万户。不为人知的是，乔榛 4 次患癌，7 次与死神擦肩而过。

患癌经历

40 多岁第一次患癌，4 次癌症都挺过来了。

75 岁的乔榛此次来到成都，是应成都市文联之约，来成都进行经典艺术名家讲坛。忙里偷闲，2016 年 6 月 24 日上午，乔榛和老伴唐国妹来到草堂参观。草堂对于乔榛来说并不陌生，早在 2008 年“草堂人日”活动时，乔榛就曾和老搭档丁建华来过这里。出现在草堂内的乔榛尽管坐在轮椅上，但气色看上去非常不错，即使不用轮椅，拄着拐杖也能慢慢走，“我走路还行吧？”他询问记者，语气中透露着自豪。开口说话，声音洪亮又富有磁性。谁又能想到，眼前健康、一脸笑容的乔榛竟然

4 次患上癌症，用他老伴唐国妹的话来说，乔榛是 7 次和死神擦肩而过，“他太不容易了！”

1985 年，就在乔榛刚被任命为上海电影译制厂厂长的第二年，被确诊为泌尿系统恶性肿瘤，那一年，乔榛才 42 岁。第一次患癌，老伴吓得哭了好几天，连乔榛的老母亲都愁得得了面部神经麻痹，一开始，家人还想瞒着他，但聪明的乔榛还是从老伴和医生含糊的对话中猜到了自己的病情，“我明确给医生说，一定要给我说实话，我绝对配合治疗。”

乔榛回忆，那时他自己也非常痛苦，也做了最坏的打算：趁着还没死，争取多配几部电影。在医生为他全面治疗的日子里，他始终保持乐观的心态，积极地配合治疗。当时一位著名的泌尿科大夫为乔榛做了肿瘤切除手术，效果良好。紧接着，又实施了放射疗法。最终，奇迹出现了，原以为死定了的乔榛身体居然完全康复了。

身体康复后的乔榛并没有闲着，甚至在手术后没多久就登台参加了朗诵会。过度的劳累导致病情复发。1999 年，乔榛在为电影《再续姻缘》配音时，突然右腹、胸口剧烈绞痛，去医院一检查，癌症复发，乔榛再一次走上手术台。乔榛回忆，第二次手术时，老伴又哭了，虽然自己心里也在打鼓，但还是故作轻松地安慰老伴。

这一次手术依然成功。乔榛坦言，自己手术后并没有“老实”，开刀后20天，放疗还没结束，他就去上海大剧院参演《唐宋名篇音乐朗诵会》，“当时觉得中气还可以，又大意了，不去复诊，中药也不吃。”

2001年，乔榛突然全身疼痛，到医院一检查，是多发性骨转移至腰椎，抽骨髓、取骨样、化疗、放疗、服中药，头发纷纷脱落，但奇迹再次出现了。去年，乔榛又患上了结肠癌。唐国妹告诉成都商报记者，医生说，化疗和手术都没有什么用，最终，乔榛通过吃中药和锻炼，再一次战胜了病魔。

抗癌秘诀：

精神上一定不能垮，保持良好心态最重要！

2009年，乔榛几乎全年都在进行大型朗诵剧《红色箴言》的巡演，“几乎演了100多场，最终累倒了。”唐国妹告诉成都商报记者，有一天两人正在家里聊天，聊着聊着，乔榛忽然左半身瘫软，家人立即把他送去医院，当时乔榛左半边几乎完全瘫痪，“面色苍白，半边脸动弹不了，一度不能说话。”经院长亲自组织专家参加抢救，乔榛最后被确诊患上脑阻病。2010年，乔榛又突发心肌梗死，经专家会诊、抢救，心血管安了两个支架，乔榛奇迹般挺了过来。

“他这个人就是闲不住，老爱参加活动，我都给他挡了好多了。”乔榛的夫人唐国妹埋怨着丈夫。在唐国妹看来，丈夫正是因为太操劳，所以多次患病。“乔榛就是闲不住，经常告诉我，说希望在自己的有生之年多贡献一些力量，用自己的经历和故事感染更多年轻人，发挥一些正能量，他都是四处免费讲演，这次来成都演讲，也是分文不收的。”

对于自己多次和死神擦肩而过的经历，乔榛淡然一笑，“心态一定要好啊。”乔榛说，自己首先不能精神萎靡，因为他看到很多例子，比如一些病人，之前生龙活虎，一体检说得了癌症，一下子精神倒了，很快就没有了。“我明确给医生说，必须给我说实话，我完全配合治疗。我的信念就是，精神上一定不能垮。”乔榛告诉成都商报记者，2009 年心肌梗死、脑梗死时，他半身不遂，嘴都歪了。“我脑子里第一个想法是，我还能再上舞台吗？为了这个梦想，我完全配合医生治疗，加上每天掰腿、掰手、散步的康复训练，居然很快就恢复了。”

在乔榛看来，一个人到这个世界上，无非就是实现自己的人生价值。“我努力过了，应该说实现了自己的人生价值。”乔榛并不忌讳谈到生死，“我不能靠自己的意志去控制自己的生死，老天让你得这个病，让你活多久就活多久。所以我得趁着自己活着的时候多发挥一点余热。”

2. 听听 80 岁高龄的北京朱幼麟于 2016 年 10 月在一次会上讲述他 21 年的抗癌经历：

1995 年，在我 60 岁花甲之年，突然无诱因便血。在北京某医院做肠镜检查，确诊为腺型直肠癌，立即手术、化疗、放疗。

同年10月转移到肺，再次大手术，重新化疗。这时我压力很大。因为有的人说我存活时间只有1～2年。就在这时，我学习了柯岩老师写的《癌症≠死亡》的报告文学，得到了极大的启发。在玉渊潭公园还找到了北京抗癌乐园创始人，学习他顽强的拼搏精神。他们都是抗癌十几年的抗癌英雄，是我的老师和榜样。榜样的力量是无穷的。我学习他们的成功经验，手术和化疗后配合吃中药。我活了下来，不是2年，而是20年。我现在80岁了，我下决心再活20年！

21年的抗癌史，让我懂得了一个道理：一切外因都要通过内因起作用。我自己积极参与抗癌，真正做到自我放松、自我激励，摆脱恐惧心理，把压力变为动力，把强烈的求生欲望变为坚强的生存意志，培养“从战略上藐视，从战术上重视”的心理素质，战胜癌症创造奇迹。我用坚强的毅力克服了各种困难，配合医生两次大手术，1个疗程放疗，10个疗程化疗，度过了最艰难的3年，接着又闯过了5年生存期。我找到了一条抗癌康复的道路——以健康的精神为统帅，以自我心理治疗为先导，用自身的免疫功能来抗癌，通过各种方法使自己的精神经常保持愉悦的状态，促使自身内啡肽含量升高，生长激素浓度升高，使自身的免疫功能提高，具体来说就是把T细胞、B细胞、自然杀伤细胞、巨噬细胞、吞噬细胞这些“抗癌部队”增高增强。另外，在饮食上多吃抗癌食品，这能促使自身特异抗体的生成，这样癌细胞就打不过你了，这就是与癌细胞斗个“你死我活”。所以我后10年是高高兴兴、轻轻松松地度过了，因为我找到了一条抗癌养生的道路。

抗癌21年，弹指一挥间，已经步入80岁，进入耄耋之年，我是正宗的“80后”。我的梦想是再活20年，争取当个“00后”。

我抗癌成功了，“一枝独秀不叫美，满园鲜花才是春”。因此，我将抗癌经验、体会、窍门、小故事写出来，复印成材料与癌友们分享。复印了几千份，花了几千元还是不够发，怎么办？出书啊！我和教我气功的老师编写了一本《抗癌明星之路》，花了整整3年时间，于2005年与人民军医出版社、金盾出版社联合出版，在全国新华书店发行，不到4年时间已全部售罄。说明这书能帮助不少癌友抗癌，我很高兴。后来出版社让我出第二版，我又花了1年时间精炼内容，还增添了不少新的内容，于2014年再出版，不到3年的时间，书库告知只剩200本了。出版社通知我再出第三版，虽然年纪大了，但脑子是越用越灵活，不用就成老年痴呆了。

除此之外，我还利用各种机会在医院、玉渊潭公园宣传抗癌知识，现身说法。还在医院、中国科技会堂、河南饭店、裕龙饭店等处进行讲座。通过出书、讲座等方式解答咨询。和我联系的癌友超过千人，长途电话好几百次，电话更换，登门咨询也超过百人。全国除了青海、西藏外，其余29个省、市、自治区都有癌友联系，包括中国台湾、海南、新疆等边远地区，有的还像走亲戚似的，把衣被、炊具放在我家。一些朋友趣称老朱家成了全国癌友病人北京的联络站了。每次长途电话我都耐心地解答，不知道的我就去医院找专家问清楚后再回答。有几位家属听了我讲座后迫切要求我去医院去救救他们的家人，有些病人不想活了，想自杀，我去过好多医院给他们做思想工作，既鼓励他们像我一样要好好活着，还教育他们要有责任心，有担当精神。我们不仅为自己活着，还要为一家人活着，他们频频点头表示接受。不久我看到他们锻炼身体了，还认真地咨询抗癌英雄，这说明他们想活了。我真高兴啊！帮助别人快乐自己，送人玫瑰，手留余香。

结束语：

回首往昔，不因虚度年华而悔恨，也不因碌碌无为而羞耻。

人退休了，共产党员全心全意为人民服务的宗旨不能休。

得癌症了，革命军人顽强拼搏的精神一直不能丢。

在军队院校从事国防教育事业几十载，继承了一些精神。

抗大精神，学而不厌，诲人不倦。

燃烧自己，照亮人间。

吐尽腹中丝，为人做嫁衣。

春蚕到死丝方尽，蜡炬成灰泪始干。

癌友们，让我们活出癌症病人永远向上的精神面孔，扬起抗癌精神的风帆，驶向健康幸福的彼岸！

因此，无论从医学角度来看，或从哲学角度来讲，战胜癌症的第一要素是内因，即癌症病人首先具有抗癌必胜、能胜的信心和决心。

由于多种原因，有些癌症病人虽不能达到治愈的标准，但通过各种治疗手段控制住了癌细胞迅速增长，延缓了疾病的进展,减轻了病人的痛苦,提高生存率和生活质量则是可以做到的。正如肿瘤专家所说，我们既要纠正“癌症是不治之症”的观念，也要纠正“肿瘤一定要治愈”的观念。

五、癌症是可预防的

翻开医药史，曾经传播快、病死率高的烈性传染病——天花，被史学家称为“人类史上最大的种族屠杀”。虽然没有有效的治疗方法，但因为找到了病因系天花病毒，并于1820年，英国发明了预防天花的牛痘疫苗，经接种，即通常所说的“种牛痘”，使人体对天花病毒产生了抵抗力，消灭了天花。这也是到目前为止，在世界范围被人类消灭的唯一一个传染病。

现在我们在预防癌症上最大的问题是，还没有找到引起癌症的确切病因，因此就没有像种牛痘能预防天花直至消灭天花那样的预防癌症的方法。

前面从多方面讲了癌症预防难度很大，有些因素人们无法控制，如种族、性别和不断增长的年龄等。但如前所述，“1981年世界卫生组织癌症顾问委员会明确指出：1/3的癌症可以预防。”

这里讲3个依据：

（一）“无癌村”的存在，说明癌症是可预防的

现转载媒体报道的几个例子：

2000年3月31日新华社记者以《闻名于外的无癌村》为题报道无癌村——江西省东北部海拔900米的婺源县大鄣山村。

2016年1月9日，央视《中国医药》节目报道，浙江省桐庐石舍村二三十年里居然没有一个村民罹患癌症，被誉为“无癌村”。中国中医科学院脾胃病专家魏玮来到这个村子，寻找远离癌症秘密的时候，发现这里的村民很会用黄芪保健防病，延年益寿。

再看世界五大长寿之乡广西巴马瑶族自治县甲篆乡平安村巴盘屯。全屯515人，百岁老人多达7人，是国际上“世界长寿之乡”标准的近200倍。当地人几无肿瘤，多数老人无疾而终。长寿原因与地理、气候、环境有密切的关系，更与和谐的社会环境、良好的生活方式、合理的膳食结构有关。膳食结构基本上是“四低一高”：低盐、低糖、低脂肪、低动物蛋白、高纤维。

他们吃的是自己种的无污染蔬菜和粗粮，主食是玉米、大米，并配以野菜、红薯等，只吃少量肉。

还有2014年获“中国长寿之乡”的广西恭城瑶族自治县。该县在农业上由于采取“养殖＋沼气＋种植＋加工＋旅游”“五位一体”的发展模式，打造出了优越的养生养老生态环境。2010年，江泽民同志视察恭城，给予了恭城“生态果甜瑶乡美”的赞誉。凡是到恭城探亲访友或到恭城观光的人，都有一个共识：那就是恭城的寿星多。无论你走在城镇的街道，还是穿行在乡间小路，童颜鹤发、腰板挺直、行走自如、笑语朗朗的老人随处可见。2013年年底，恭城全县60岁以上老年人5.6万人，占总人口的18.72%；90岁以上老人1205人，占总人口的4.03‰；百岁及以上老人有33人，占人口总数的比例为10万分之11.03。其中，113岁的王玉琼等两位百岁老人入选桂林十大“百岁之星”。

（二）已经有了预防癌症的疫苗

现在已经有了通过接种疫苗进行预防癌症的报道。美国发现人乳头瘤病毒（HPV）可以引起宫颈癌、口腔癌、咽喉癌、肛门癌、女性外阴和阴道癌、男性阴茎癌。男孩在13岁以下、女孩在11或12岁以下接种HPV疫苗后，达到了预期的预防效果。我们相信，随着医学的发展，必定会找到预防癌症的有效方法，实现“天下无癌”！

（三）三级预防方法，能收到好的预防效果

1. 一级预防——防止肿瘤发生

（1）加强防癌健康教育，提高人们特别是癌症高危人群对癌症的认识和自我保健能力。如加强身心修养，保持良好的精神状态，培养正确的人生观、价值观；日常注意饮食营养的均衡，不偏食，不反复吃相同的食物和药物；不吸烟、不酗酒，适量摄入富含维生素 A、C、E 和微量元素硒的食物，少吃过咸、过热和烧焦的食物，不吃发霉的食物；避免过度日晒、过度劳累，保持个人清洁卫生，注意身体锻炼等以增强体质，提高自身抗癌能力。

（2）合理使用医药用品，切勿滥用药物及放射治疗，尤其是妊娠期妇女的诊断性照射，以防白血病、骨肉瘤、皮肤癌等的发生。

（3）消除职业中的致癌因素，加强对已经确认可以引起癌症的物质的检测、控制与消除，以预防职业性癌症的发生。

（4）加强劳动保护、环境保护和食品卫生，减少或消除环境中的致癌因素。

2. 二级预防——早诊断早治疗

由于人体所患的癌症 75% 以上发生在身体易于查出和发现

的部位，只要重视常见的癌症信号，及时主动去医院检查和监测就有利于癌症的早期发现、早期诊断和早期治疗。

检查和监测项目视癌症种类和被监测人的不同情况有所不同。

对乳腺癌的监测：对 30 岁以上妇女应推行乳房自我检查，40 岁以上妇女应每年做一次临床检查，50 岁以上妇女每年应进行临床及必要的 X 线摄影筛查。乳腺癌的高危人群包括 30 岁以上初孕以前月经初潮，50 岁以后绝经、肥胖症、高脂膳食者，有卵巢病史及子宫内膜炎病史者，筛查时应特别注意。

对宫颈癌的监测：一切有性生活的妇女均有发生宫颈癌的危险，应从有性生活开始每 2 ～ 3 年进行一次宫颈脱落细胞涂片检查。

对结肠、直肠癌的监测：40 岁以上人群每年进行一次直肠指检，50 岁以上人群特别是家族肿瘤史、家庭息肉史、息肉溃疡史及结肠直肠癌史者，应每年进行一次大便隐血试验，每隔 3 ～ 5 年做一次直肠镜检查。

3. 三级预防——诊断病情、防止恶化、复发、转移等

前提是查清癌症恶化、复发、转移的原因。恶化的原因可归纳为以下几方面：延误治疗时机；治疗手段过度；选错治疗方法。这些问题主要发生在医疗机构，这里不再赘述。

中篇

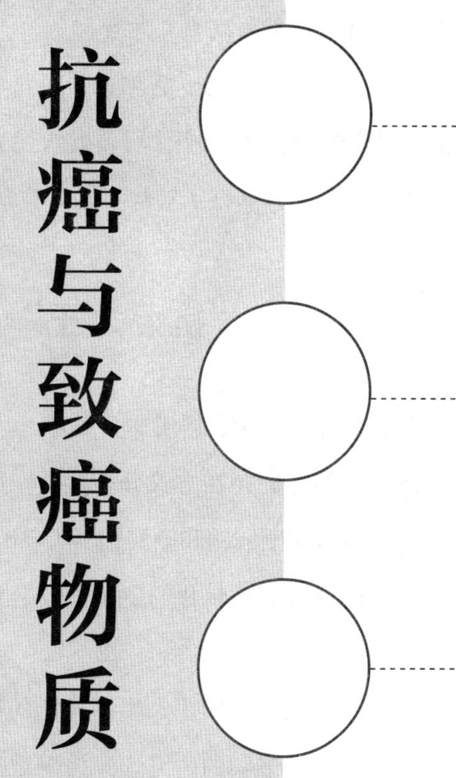

抗癌与致癌物质

兵家《孙子·谋攻篇》中说："知己知彼，百战不殆；不知彼而知己，一胜一负；不知彼，不知己，每战必殆。"意思是说，在军事纷争中，既了解敌人，又了解自己，百战都不会有危险；不了解敌人而只了解自己，胜败的可能性各半；既不了解敌人，又不了解自己，那每战都有危险。

今天的防癌和防癌症恶化也如同与癌魔打仗一样，得首先了解哪些物质能防癌，哪些物质能致癌，从而掌握防患癌和防癌症恶化的方法，取得主动权，达到预期目的。

六、"抗癌之王"——硒

硒是一种化学元素，属非金属。

硒在自然界的存在方式分为两种：无机硒和植物活性硒。无机硒一般指亚硒酸钠和硒酸钠，从金属矿藏的副产品中获得；植物活性硒通过生物转化与氨基酸结合而成，一般以硒蛋氨酸的形式存在。

将硒作为维持人体正常生理功能的重要微量元素（微量元素食品）历经了多年的研究。开始发现过多的硒对人和牲畜有毒性。直到 20 世纪 50 年代有关硒的营养健康（健康食品）证据才逐渐积累起来。1973 年，世界卫生组织和国际营养组织确认硒为人和动物体内必需的微量元素。中国营养学会也将硒列为人体必需的15种营养素之一。

硒被国内、外医药界和营养学界尊称为“生命的火种”，享有“长寿元素”“抗癌之王”“心脏守护神”“天然解毒剂”等美誉。虽然硒在人体组织内含量仅为千万分之一，但它却决定了生命的存在，对人类健康的巨大作用是其他物质无法替代的。缺硒会直接导致人体免疫功能下降，临床医学证明，威胁人类健康和生命的40多种疾病都与人体缺硒有关，如癌症、心血管病、肝病、白内障、胰脏疾病、糖尿病、生殖系统疾病等。据专家考证，人需要终身补硒。无论是动物实验还是临床实践，都说明了人应该不断从饮食中得到足够量的硒，不能及时补充，就会降低抗病能力。就像每天必须摄取淀粉、蛋白质和维生素一样，人每天也必须摄入足够量的硒。

大量的调查资料说明，一个地区食物和土壤中硒含量的高低与癌症的发病率有直接关系。例如，此地区的食物和土壤中的硒含量高，癌症的发病率和死亡率就低；反之，这个地区的癌症的发病率和死亡率就高。事实说明硒与癌症的发生有着密切的关系。同时，科学界也认识到硒具有预防癌症作用，是人体微量元素的“防癌之王”。

2003年，美国食品药品管理局（FDA）明示：“硒能降低患癌风险”和“硒可在人体内产生抗癌变作用”。

在中国，硒有防癌抗癌作用已被写入化学教科书及高等院校医药教材，即“硒能抑制癌细胞生长，抑制癌基因的转录，干扰致癌物质的代谢”。

中国医学专家于树玉历经16年的肝癌高发区流行病学调查中发现，血液中的硒含量低则肝癌发病率高，血液中的硒含量高则肝癌发病率低。她在江苏省启东县对13万居民补硒证实，补硒可使肝癌发病率下降35%，使有肝癌家族史者的发病率下降50%。

现在我们来看看硒元素在癌症防治上的作用：

1. 改善免疫功能，提高抵抗力

肿瘤病人免疫功能下降是比较突出的现象，同时免疫力下降也是肿瘤发生、发展的重要因素之一，而抗肿瘤免疫主要是细胞免疫，因此提高机体的细胞免疫功能十分重要。研究表明，硒显著地影响免疫系统所包含的全部三种调节机制，即细胞免疫、体液免疫和非特异性免疫。硒还能促进淋巴细胞产生抗体，使血液免疫球蛋白水平增高或维持正常，因此临床上给肿瘤病人适量补硒，可有效提高病人机体的免疫功能，增强机体防癌和抗癌能力。

2. 提高机体抗氧化能力

人体与外界污染物大量接触后体内就会产生与致癌有关的氧化物质——自由基。当人体内抗氧化能力降低，也就是说，当抗自由基能力降低时，体内有害自由基就增多。硒有高抗氧化作用。适量补充硒可以提高机体抗氧化能力，清除自由基带来的危害，防止器官老化与病变，延缓衰老，增强免疫力，达到防癌目的。

3. 阻断肿瘤血管形成，防止肿瘤复发、转移

硒能抑制肿瘤血管形成，预防肿瘤生长、转移。硒能够营造抗“肿瘤新生血管”形成的环境，从而抑制“肿瘤新生血管网”的形成与发展，切断肿瘤细胞的营养供应渠道。由于得不到营养来源，肿瘤会逐渐枯萎、消亡；同时，由于切断了肿瘤的代谢渠道，肿瘤组织自身废物不能排出，肿瘤逐渐变性、坏死，其机制可形象地比喻为“断敌粮草”。

4. 直接杀伤肿瘤细胞

硒能增加癌细胞中环腺苷酸（cAMP）的水平，形成抑制癌细胞分裂和增殖的内环境，起到抑制肿瘤细胞 DNA、RNA 及蛋白质合成，使肿瘤细胞在活体内增殖力减弱，控制肿瘤细胞生长、分化的作用，从而抑杀癌细胞。体外研究可以发现，加硒后培养基中的肝癌细胞在形态上表现出细胞核固缩、破裂、消失的比例明显升高。

5. 是放、化疗的辅助剂

放、化疗病人机体免疫功能的衰退，有可能会进一步促使肿瘤失去免疫监控，加速增殖。这就是为什么很多肿瘤病人经放、化疗后，病情一时有所好转，但很快又恶化，导致边治疗、

边扩散、边转移；同时，病人经放、化疗后机体抗感染能力也会大大减弱，从而增加了许多危及生命的并发症的发生。硒是一种优良的放、化疗辅助剂，肿瘤病人在放、化疗期间服用硒可以起到多方面的作用。

补硒可以提高放、化疗病人机体的免疫力，使病人机体能够顺利完成放、化疗。免疫力的提高也有利于帮助肿瘤病人尽快康复，同时预防肿瘤的转移与复发。另外，长期适当地服用硒对人体不会产生任何副作用，可以连续使用。

补硒不但可以减少恶心、呕吐、肠胃功能紊乱、食欲减退、严重脱发等放、化疗时的不良反应，还可以减轻化疗引起的白细胞的下降程度。

由化疗药物所致的骨髓不良反应主要是使细胞脂质氧化、过多的过氧化物堆积，引起基质细胞的损伤，由此累及骨髓的贮血和造血功能。硒是有效的抗氧化剂，服用硒可增强人体抗氧化功能，抑制过氧化反应，分解过氧化物，清除自由基和修复细胞损伤，调节机体代谢及增强免疫功能。临床研究证实，在化疗前、后服用较大剂量的硒制剂，白细胞总数及中性粒细胞数与不用硒制剂比较显著提高，这比用粒细胞刺激因子类昂贵的药物要经济得多。

补硒能预防化疗时出现的耐药性。长期的化疗，肿瘤细胞容易产生耐药性。当肿瘤细胞受到化疗攻击时，一部分肿瘤细胞死亡，另一部分逃脱了死亡，并在细胞内建立了抵御化疗的强大工事，使再次化疗的效果明显下降。而在化疗的同时补硒，可以显著降低肿瘤细胞对化疗的耐药性，使肿瘤细胞始终对化疗保持敏感，易于治疗。

硒能解除癌症病人对化疗药物的不良反应，在化疗药物中常用的有磷酰胺、顺铂、氨甲碟呤、阿霉素、长春新碱和泼尼松等，在杀死癌细胞的同时，能产生许多副作用。进一步降低了人体的免疫功能，大大限制了化疗药物的应用。能不能找到一种既能保持化疗药物的疗效，又能限制不良反应的化疗性伴侣呢？国内、外科学家苦苦探索，最终发现，最理想的伴侣就是硒，以硒作为解毒剂，可以加大化疗药物的剂量，使药力大大提高。

为了证明硒的抗癌作用，我们再看看央视的报道《江西省无癌村的秘密》。

在中国有一个这样的地方，这里的人很少得病，尤其是他们都没有癌症，百岁老人依然能洗洗涮涮，穿针引线，这个地方就是江西省“无癌村”——温汤。

温汤镇党委书记袁枚兰说：“在我们温汤这 0.8 平方千米的土地上，这里的人一没有癌症、二没有眼病、三还不发胖。”

对于江西省宜春温汤镇不得癌症的现象，一直做着流行病调查的江西省宜春学院医学院杨云教授说：“温汤这个地区人的基因和其他地区的人是一样的。经过严密的科学研究，我们发现，在温汤镇的水源里多了一种特殊的元素——硒。”

温汤专门负责水源方面工作的喻川主任说：“硒元素为国际上公认的抗癌元素，而我们温汤的老人，身体里含硒的含量远远高于其他地方的人，这也是他们身体健康的重要原因之一。”

中国疾病预防控制中心研究院徐方说：“硒对多种疾病都有治疗效果。人在生病的时候，体内会产生一种有害的物质——氢氧化物，而硒这种物质可以清除氢氧化物。”

对于享有世界盛名的“抗癌之王”硒，采访过这里的央视主持人说：“专家们研究发现，常吃含硒的食物，可远离癌症、少得病。”

七、致癌物质和致癌因素

（一）致癌物质

某种物质进入人体后，可使正常细胞变成癌细胞，这种物质就叫致癌物。大致分为物理性、生物性和化学致癌物质三类。据了解，截至 2014 年，世界卫生组织下属机构国际癌症研究机构（IARC）已将 970 种物质列为“致癌物质”。其中，已知的化学物质种类最多，分布也最广，离我们日常生活最近、危害最大的就是黄曲霉素、亚硝酸胺、苯比芘和甲醛。

1. 黄曲霉素

黄曲霉素本身不致癌，但当它污染食物及饲料后，在适合的温度（37℃左右）和湿度（相对湿度为 80% ～ 85%）下，很快繁殖而产生毒素，称为黄曲霉毒素（aflatoxins）。目前，已分离鉴定出的黄曲霉毒素有 17 种，其中黄曲霉毒素 B_1 的致癌性和毒性极强（其毒性比氰化钾毒性高），且耐热，分解温度为 268℃左右，一般烹调加工破坏很少。在天然污染的食品中以黄曲霉毒素 B_1 最为多见。

黄曲霉毒素主要污染粮食、油料及其制品，如花生、花生油、玉米、玉米油、大米和棉籽等。除此之外，干果类（如核桃、杏仁）、椰肉、奶及奶制品、动物肝脏、干咸鱼及辣椒以及家庭自制的黄酱等发酵食品也有此毒素的污染。

人体接触黄曲霉毒素主要是摄入污染的食物。黄曲霉毒素进入人体后，经消化道吸收，大部分分布在肝、肾，少部分分布在血液、肌肉和脂肪组织，与人体的蛋白质和 DNA 进行结合。

科学家们为了弄清黄曲霉毒素的致癌性，做过很多实验。1964 年，英国的两位科学家在大鼠的饲料中掺入含有黄曲霉毒素的花生。他们发现，如果饲料中的黄曲霉毒素含量在 0.8 ～ 4.0 毫克 / 千克，80% 的大鼠都会患上肝癌。此后，研究人员继续研究了黄曲霉毒素对其他动物的致癌性，结果发现，几乎所有受测动物在摄入一定量的黄曲霉毒素后都会产生癌症，这些动物包括雪貂、鸭子、小鼠、猪、绵羊、鳟鱼及猴子。

现在已经公认黄曲霉毒素具有很强的致癌性。1吨粮食中只要有1粒芝麻大的黄曲霉毒素，便可诱发肝癌、骨癌、肾癌、直肠癌、乳腺癌、卵巢癌等全身各种脏器癌症。

2. 亚硝酸盐

亚硝酸盐是一类无机化合物的总称，主要指亚硝酸钠。

亚硝酸盐具有防腐性，可与肉品中的肌红素结合而更稳定，所以常在食品加工业中被添加在香肠和腊肉以作为保色剂，维持良好外观；另外，它可以防止肉毒梭状芽孢杆菌的产生，提高食用肉制品的安全性。世界食品卫生科学委员会1992年发布的人体安全摄入亚硝酸钠的标准为0～0.1毫克/千克体重；若换算成亚硝酸盐，其标准为0～4.2毫克/60千克体重，按此标准使用和食用，对人体不会造成危害。但是，人体吸收过量的亚硝酸盐，会影响红细胞的运输功能，使血液不能运送氧，口唇、指尖会变成蓝色，即俗称的“蓝血病”，严重者会引起脑部缺氧，甚至死亡。资料显示，食入0.3～0.5克的亚硝酸盐即可引起中毒，3克即可导致死亡。

亚硝酸盐本身并不致癌，但在烹调或其他条件下，亚硝酸盐可生成有强致癌性的亚硝胺。

亚硝胺类几乎可以引发人体所有脏器肿瘤，其中以消化道癌的食管癌和胃癌最为常见。

亚硝胺类化合物普遍存在于谷物、牛奶、干酪、烟酒、熏肉、烤肉、海鱼、罐装食品、化妆品及饮水中。

不新鲜的食品（尤其是煮过久放的蔬菜）内亚硝酸盐的含量较高。

传统食品中也存在亚硝胺，如腌肉和咸鱼干。在 19 世纪 20 年代，美国一次重要的肉制品腌渍工艺的改进减少了 69% 的亚硝酸盐的使用，这使得当时胃癌病人的死亡率骤减。

3. 苯并芘

苯并芘（又称苯并 [α] 芘）是第一个被发现的环境化学性致癌物，致癌性很强。

苯并芘释放到大气中后，总是和大气中各种类型的微粒所形成的气溶胶结合在一起，在 8 微米以下的可吸入尘粒中，吸入肺部的比率较高，可经呼吸道吸入肺，进入肺泡甚至血液，因此它是一种常见的高活性间接致癌物和突变原。

日本人曾将苯并芘涂在兔子的耳朵上，涂到第 40 天，兔子耳朵上便长出了肿瘤。

经验证，长期接触苯并芘，除了能引起肺癌外，还会引起消化道癌、膀胱癌、乳腺癌等。

研究证明，生活环境中的苯并芘含量每增加 1% 时，肺癌的病死率即上升 5%。

苯并芘存在于煤焦油、各类炭黑和煤、石油等燃烧产生的烟气、香烟烟雾、汽车尾气及焦化、炼油、沥青、塑料等工业污水中。肉和鱼中的苯并芘含量取决于烹调方法，水果、蔬菜和粮食中的苯并芘含量取决其来源。

4. 甲醛

甲醛亦称蚁醛。应用领域广泛。其35%～40%的水溶液称福尔马林，具有防腐杀菌性能。

甲醛毒性较高。在我国有毒化学品优先控制名单上甲醛高居第二位，已经被世界卫生组织确定为致癌和致畸形物质。美国国家癌症研究所于2009年5月12日公布的一项最新研究成果显示，频繁接触甲醛的化工厂工人死于血液系统癌症、淋巴癌等癌症的概率比接触甲醛机会较少的工人高很多。研究人员调查了2.5万名生产甲醛和甲醛树脂的化工厂工人，结果发现，工人中接触甲醛机会最多者比最少者的病死率高37%。研究人员分析，长期接触甲醛增加了患霍奇金淋巴瘤、多发性骨髓瘤、骨髓性白血病等特殊癌症的概率。

室内空气中甲醛已经成为影响人体健康的主要污染物，特别是在冬天，空气中的甲醛对人体的危害最大。

室内空气中甲醛浓度的大小与以下四个因素有关：室内温度、室内相对湿度、室内材料的装载度（即每立方米室内空间的甲醛散发材料表面积）和室内空气流通量。在高温、高湿、负压和高负载条件下会加剧甲醛散发的力度。通常情况下，甲醛的释放期可达 3 ～ 10 年之久。

对人体造成伤害的甲醛，可以说无处不在。涉及的物品包括家具、木地板；童装、免烫衬衫；快餐面、米粉；水泡鱿鱼、海参、牛百叶、虾仁，甚至汽车。不难看出，衣、食、住、行——我们生活最重要的 4 件事，甲醛竟然全部染指了，无处不在的甲醛让人忧心忡忡。

甲醛还来自生活的其他方面。①甲醛可来自化妆品、清洁剂、杀虫剂、消毒剂、防腐剂、印刷油墨、纸张等。②泡沫板条做房屋防热、御寒与绝缘材料时，在光与热高温下使泡沫老化、变质产生合成物而释放甲醛。③烃类经光化合能生成甲醛气体，有机物经生化反应也能生成甲醛，在燃烧废气中也含有大量的甲醛，如每燃烧 1000 升汽油可生成 7 千克甲醛气体，甚至点燃一支香烟也有 0.17 毫克甲醛气体生成。④甲醛还来自于车椅座套、坐垫和车顶内衬等车内材料，以新车甲醛释放量最突出。⑤甲醛也来自室外空气的污染，如工业废气、汽车尾气、光化学烟雾等在一定程度上均可排放或产生一定量的甲醛。

因经济利益驱使，一些不法分子以甲醛为食品添加剂，如水发食品加甲醛以凝固蛋白防腐、改善外观、增加口感，酒类饮料中加入甲醛防止浑浊、增加透明度，这些都会造成食品的严重污染，损害人体健康。《中华人民共和国食品卫生法》中已明文规定禁止甲醛作为食品添加剂。

按致癌程度，致癌物质可分为五级，依次为1级致癌、2A级较可能致癌、2B级可能致癌、3级致癌度不确定和4级可能不致癌。

1级致癌物

主要有黄曲霉素、亚硝胺、尼古丁、苯并芘等。常见食物来源：发霉变质的花生、玉米、大米等谷物（黄曲霉素）；发酵不当的豆腐乳、豆瓣酱等（黄曲霉素）；腐烂的粮食、蔬菜、鱼肉、蛋奶（亚硝胺）；盐腌的鱼肉、蔬菜（亚硝胺）；高温植物油、油炸过火的食品（苯并芘）；燃烧木炭、焦炭熏烤而成的鱼或肉（苯并芘）；香烟（尼古丁、亚硝胺）；酒精（乙醛）；槟榔（槟榔碱）。

2A级较可能致癌物

主要有丙烯酰胺、铅。常见食物来源：120℃以上煎炸的马铃薯制品、咖啡及咖啡制品（丙烯酰胺）；松花蛋、爆米花、铅质焊锡罐头食品、水果皮（铅）。

2B级可能致癌物

主要有黄樟素、咖啡酸。常见食物来源：腐烂的生姜、啤酒（黄樟素）；咖啡及咖啡制品（咖啡酸）。

3级致癌度不确定物

主要有苏丹红1号、胆固醇、咖啡因、三聚氰胺、糖精。常见食物来源：进行非法着色处理的香肠、辣椒粉（苏丹红

1号）、动物脂肪及内脏、蛋黄、奶油（胆固醇）；咖啡、碳酸饮料、功能饮料（咖啡因）；糕点、果酱、调味酱汁、甜饮料（糖精）。

对1级和2A级致癌物要尽量避免，尤其是1级。实在难以避免则能少吃就少吃，如2级每月食用一两次。只要不是长期过量食用就没有太大风险。

（二）致癌因素

致癌因素，或为致癌的主要因素，或为致癌的诱因。

1. 吸烟

世界卫生组织从1989年起将每年的5月31日定为“世界无烟日”，旨在引起国际社会对烟草危害人类健康的重视。据了解，烟草烟雾中含有已知的69种物质将导致细胞癌变，引发恶性肿瘤。在吸烟所产生的致癌物质中，可以直接引起癌症的有40多种。

胸部肿瘤多学科综合诊治团队首席专家陈海泉介绍，目前已有充分证据表明，除了肺癌外，吸烟还将导致口腔和鼻咽部恶性肿瘤、喉癌、食管癌、胃癌、肝癌、胰腺癌、肾癌、膀胱癌和宫颈癌等癌症。

已有大量报道证实吸烟与恶性肿瘤的相关性，下面是一组让人瞠目的数字。

肺癌：10 倍于不吸烟者的发病率；

喉癌：比不吸烟者高 2.9 ～ 17.7 倍；

口腔癌：比不吸烟者高 3 ～ 10 倍；

膀胱癌：较不吸烟者大 7 ～ 10 倍；

食管癌：吸烟者增加 2 ～ 9 倍的危险性；

胰腺癌：是不吸烟者的 2 ～ 5 倍。

所以，几乎所有的医生都向人们发出警告：吸烟对健康有害，吸烟从某种意义上讲就等于慢性自杀。吸烟者直接吸入呼吸道和肺内的烟雾只占 10% 左右，约 90% 的烟雾弥散在吸烟者周围造成对环境空气质量的污染,并强迫不吸烟者被动吸烟。据统计，每天抽烟 10 支肺癌发病率提高 13 倍；每天抽烟 20 支，肺癌发病率提高 20 倍；每天抽烟 40 支，肺癌发病率提高 65 倍。我国男性肺癌的发生，70% ～ 80% 由吸烟引起，女性肺癌约 30% 归因于吸烟与被动吸烟。

肺癌是世界上发病率及病死率最高的恶性肿瘤之一。据统计，5 个恶性肿瘤病人中，就有 1 个人死于肺癌。在国内这种状况更令人震惊。据 2012 年发布的最新统计数据显示，肺癌发病率和病死率分列男性肿瘤首位，女性肿瘤发病率的第二位和病死率的第一位。

吸烟者的吸烟量越大、吸烟年限越长，罹患恶性肿瘤的风险就越高。烟龄与肺癌发病率成正比。烟龄在 20 ～ 60 年的人肺癌发病率比不吸烟人高出 100 倍。烟龄在 15 ～ 25 年的人肺癌发病率是不吸烟人的 4 倍。吸烟 20 年以上、20 岁以下开始吸烟、每天吸烟 20 支以上的是肺癌高危人群。

2013 年 1 月 24 日，《新英格兰医学杂志》发文，据对美国 20 万余人的调查，吸烟者比从不吸烟者死亡率高 3 倍（源于吸烟相关的肿瘤、心血管及呼吸系统疾病），预期寿命短 10 年。不过，如果在 35 岁以前戒烟，可以把这 10 年找补回来，55 岁以前戒烟还可以补回来 6 年。北京大学肿瘤医院的杨跃教授表示：戒烟 1~3 年后，肺癌发病率可下降 10%；戒烟 6 年后，肺癌发病率能下降 50%；戒烟 10 年后，肺癌发病率可下降 80%；戒烟 15 年后，得肺癌的可能性几乎等同于不吸烟的人。

2. 饮酒

很多人认为各种酒水是最佳的美食伴侣，谁都不希望听到“饮酒会致癌”这样的说法。但是，饮酒会增加患癌风险，且这种相关性早就已经明确了。1988 年，国际癌症研究机构（International Agency for Research on Cancer，IARC）已经宣布酒精（乙醇）是致癌物；近期数据表明，世界范围内酒精致癌有所增加。

酒，主要成分是乙醇。乙醇及其直接代谢产物乙醛，属于国际癌症研究机构划分的“1 类致癌物”。乙醇首先与唾液接触转化为乙醛，使得乙醛在唾液内的水平比血液内高 10 ～ 100

倍。这就是上消化道和呼吸道癌症发生的一个因素。

乙醇首先是使肝脏发生肝硬化，再继续发展就是肝癌。乙醇对激素也有影响，如升高雌二醇水平，这可能是乳腺癌发生的风险因素之一。

乙醇摄入与癌症风险相关性影响最大的是乙醇摄入总量。重度饮酒（每日≥3次）者，胃癌、肝癌、胆囊癌、胰腺癌、肺癌、黑色素瘤、前列腺癌风险显著升高。最近的研究发现，所有含酒精的饮料都具有相同的危险性，从而认为罪魁祸首是乙醛，而不是酒精饮料内的其他成分。饮酒史（以年算）及开始饮酒时的年龄，都是癌症风险的重要影响因素。25岁起、每日饮酒1次，并不会立即对健康产生影响。但大多数人成年后终身规律饮酒，总体摄入乙醇越多，则风险越高。癌症罹患风险，是所有接触到乙醇的器官总体功能水平的体现。如果今天诊断出了癌，则很可能是至少始于15～20年前饮酒所致。

饮酒方式：大部分研究并未评估酗酒行为。但目前的观点还是认为，乙醇致癌主要是长期大量饮酒所致，而不是偶尔酗酒所致，当然会有个别例外。

3. 熬夜

英国科学癌症研究中心研究了世界各地1000余名30～50岁的癌症病人，发现99.3%的人常年熬夜，凌晨后才会休息。

经常熬夜，睡眠缺乏，会带来很多健康问题，近期的影响如疲劳、动作变得不灵活、反应能力差、思维变慢；长期慢性的影响，主要是降低人体免疫力，从而为其他疾病包括癌症的发生提供了条件。

除了降低抵抗力，间接增加患癌风险外，更主要的机制可能跟褪黑素分泌减少有关。褪黑素主要在夜间睡眠时分泌，熬夜和值夜班会干扰正常生物钟的规律，从而影响褪黑素的正常分泌，有灯光的明亮环境也会抑制褪黑素分泌。褪黑素有助于抑制性激素过量释放，褪黑素分泌减少，则性激素的释放会增加，而生物钟紊乱会导致内分泌失调，打乱性激素平衡，增加乳腺癌、前列腺癌等的风险。

据报道，大量研究表明那些需要值夜班的职业妇女，如护士、空中乘务员，她们患乳腺癌的风险最高，可达 60%。此外，还有研究表明，每周熬夜 2 ～ 3 天的女性也同样易患乳腺癌。

从以上分析可见，长期熬夜和睡眠缺乏、睡眠不规律、黑白颠倒确实有可能会增加患某些癌症的风险。

4. 肥胖

肥胖是体内脂肪过多的状态，一般用体重指数（BMI）或腰围（WC）来表示肥胖的程度。按照世界卫生组织的定义，肥胖是一种多因素的慢性代谢性疾病。高脂肪膳食、体力活动少和遗传是肥胖的主要原因。

研究发现，超重和肥胖会增加 10 类常见癌症的患病风险，包括子宫癌、胆囊癌、肾癌、宫颈癌、甲状腺癌、白血病、肝癌、结肠癌、卵巢癌和乳腺癌。

美国癌症协会对75万名肥胖者（大于平均体重的140%）的前瞻性研究发现，男、女发生癌症的危险度分别为1.33和1.3。与肥胖关系密切的癌症好发部位，男性为结肠和直肠，女性为胆囊、胆道、乳腺、宫颈、子宫内膜、子宫体和卵巢。

近日，《柳叶刀》杂志发表了一篇文章，是到目前为止在这方面最大型的流行病学调查研究论文。这项研究是在英国524万人中进行的，记录了这些人的体重指数，并同时追踪他们肿瘤发生的情况。在研究中，共有16.7万人患了肿瘤。该评估指出，体重指数的增加与肿瘤发生率的升高存在相关性。文章中举例，一个身高160厘米的人，原本体重为60千克，如果她的体重增加到68千克，那么其患子宫癌、胆囊癌、肾癌、宫颈癌、甲状腺癌的发病率就会增加。肥胖的女人更易中招。

5. 遗传

“绝大多数癌症不会遗传，但也有10%～15%的癌症是遗传造成的。”专家表示，在流行病学调查中，的确存在关于癌症家族性爆发的记载。19世纪60年代，法国有一位医生报道，他的家族中24位女性共有15人死于癌症，其中10人死于乳腺癌；这个家族第二代的5个子女中，有4人死于癌症。同一时期，美国一位名为戈尔的老太太死于胃癌，这个家族的后代有多名成员都死于同一种疾病。后来，这个家族余下的 17 人接受了基因检测，结果表明，有 11 人携带了一种家族遗传性胃癌的突变基因，患上胃癌的概率高达 70%。迫不得已，家族中 11 名堂兄妹选择了在还未发病时就将胃完全切除。而拿破仑一家，其父亲、祖父、3 个姐妹和 4 个兄弟，以及拿破仑本人都死于胃癌。我国一位专家认为，儿童视网膜母细胞瘤、结肠癌、乳腺癌、肺癌、胃癌、食管癌等具有明显的遗传倾向。

专家分析，癌症的家族性有两种表现：一是多人患不同的癌症；二是一个家族中存在某种癌聚集现象。“虽然家族性能够说明癌症具有遗传性，但并不代表所有人都会被遗传。”专家说，“因此，是共同的生活环境和生活习惯让家族容易出现相同的癌症。”

大量医疗实践发现，同遗传有密切关系的癌症可分为以下两类。

（1）遗传性癌症：即完全由遗传基因决定的癌症。遗传性癌症不多，常见的有肾母细胞瘤、视网膜母细胞瘤，它们都属于遗传性疾病，由异常的基因决定，80% ～ 90% 带有这些异常基因的人将患这类癌症。

（2）“癌症素质”类：这类癌症虽然没有发现遗传的物质基础，却有明显的遗传倾向，即有“癌症素质”。家族中的多名成员具有“癌症素质”，有的家庭多代或一代中多人患同样的癌症，如家族性结肠息肉、遗传性免疫缺陷综合征，这些癌前病变本身具有遗传性，却不一定都能发展成为癌症，只是有发展为癌症的危险。例如，家族性结肠息肉，若不给予治疗，容易发展成为结肠癌；遗传性免疫缺陷综合征病人免疫功能低下，容易患白血病、淋巴肉瘤等淋巴网状系统肿瘤。

需要指出的是，具有“癌症素质”的人并不一定就会患癌，只是患癌症的机会比普通人大而已。癌症的发生决定于内因和外因，癌症素质只是具备了某些内因，若再加上外因——外界的致癌因素，癌症才会发生。例如，肺癌除与个人的体质有关外，还同吸烟时间的长短、所处环境等其他因素有关。

虽然遗传因素只是患癌的一个因素，但还是有些癌症遗传性明显。专家表示，主要有 4 种癌症最容易遗传。

（1）结肠癌：这种癌症与饮食习惯密切相关。据观察，在家庭中如果父母患有因多发性结肠息肉瘤导致的结肠癌，其子女患上同类癌症的可能性高达 50%。

（2）乳腺癌：家族中母亲或姐妹曾患有乳腺癌的女性，本人乳腺癌的发病率比一般女性高 3 倍。

（3）肺癌：虽然环境因素是引起肺癌的主要原因，但遗传也起作用。有报道显示，吸烟者的近亲中有患肺癌的，其患肺癌的风险比一般人高 14 倍。日本调查证明，肺鳞状细胞癌病人中，35.8% 有家族史；女性肺泡细胞癌病人中，有家族史的高达 58.3%。

（4）视网膜母细胞瘤：90% 的视网膜母细胞癌发生在 3 岁前，有家族性，与遗传缺陷有关。

癌症和遗传的确有一定关系，有癌症家族史的人，要认识到虽然自己可能因遗传而有“癌症素质”，但不一定都会患癌症，应避免不必要的恐惧心理；另外，要加倍注意防癌，尽量做到早发现、早诊断、早治疗。

6. 环境

无论是整个大环境还是家中的小环境受到污染，均有致癌的风险。钟南山院士在广州医学院第一附属医院、广州呼吸疾病研究所主办的“第十九届全国肿瘤防治宣传周广州站”上表示，高肿瘤发病率与环境有关。例如，肺部肿瘤与吸烟、空气污染关系密切。有的女性不吸烟也得肺癌，这并不奇怪，很可能她先生爱吸烟，她就吸了很多“二手烟”。灰霾天，除了能引起其他疾病外，还会引起肺癌或加重肺癌。

根据钟南山院士搜集的资料，中国目前还没有一个严格的量来观察灰霾与肺癌的关系，但美国、日本、丹麦等国家已经有相关研究，他们一般都进行了10～20年的持续观察，发现其中有一定的关系。美国的研究发现，每立方米空气中每增加10微克的PM2.5颗粒，肺癌的死亡率就增加15%～27%，日本的研究数据是增加24%，丹麦的研究数据是增加18%。“从这些数字可以看出，灰霾天气与肺癌有很明显的关系。”

应特别提出的是，大气污染致癌风险最大。致癌物主要是苯并芘。在燃烧的煤炭、行驶的汽车和香烟的烟雾中都含有很多的苯并芘。

7. 炎症

很多肿瘤与炎症有关，原本是良性的后来变成恶性的。例如，EB病毒（又称人类疱疹病毒4型）感染可发展成鼻咽癌；肝炎反复发作可导致肝癌；长期结核病、慢性阻塞性肺炎可发展为肺癌；乳腺的慢性多发性结节不做处理，可能癌变；忽视肠息肉、胆囊息肉可演变为肠癌、胆囊癌；胃溃疡等胃病拖久了，直到胃出血检查才知道变成了胃癌……因此，必须重视慢性感染和炎症，有明确关系的疾病，必须及早治疗，如肠息肉。

8. 情绪

情绪，就是人思想感情的流露，是大脑皮层兴奋、抑制过程所处的一种状态。它可分为两大类：一类是有利于身心健康的愉快情绪，如希望、快乐、恬静、好感等；另一类是有损于身心健康的不愉快情绪，如焦虑、抑郁、愤怒、恐惧、沮丧、悲伤、痛苦、紧张等。

大量的医学研究表明，负性情绪导致免疫力下降会成为癌细胞的活化剂，故易患癌症。那么，情绪是如何影响癌症的呢？人体的抗癌卫士——经过胸腺处理后的T淋巴细胞专司吞噬打击与监视癌细胞之职，而作为人体免疫系统司令部的胸腺受人体内各种酶、激素等因素的调节，而酶、激素的新陈代谢又受到神经系统的制约和精神情绪的影响，如情绪不稳定出现激愤或抑郁势必使全身新陈代谢水平降低，免疫系统就会出现不同程度的缺陷，一旦遭到癌细胞的侵袭，就会无力抵御。另外，长期的心理刺激，通过内分泌的改变及免疫功能的抑制而导致各种癌症的发生。处于悲愤状态的人，其血液中肾上腺素的浓度较高，精神紧张者，其血液中的皮质类固醇明显增多，这些改变都会影响免疫系统识别及消灭癌细胞的监视作用。医学界的一次调查表明，情绪急躁者占癌症病人的 69%，并且在患癌前半年有过重大精神创伤；个性急躁者占癌症病人的 65%，发病前半年有过重大精神创伤者占 52%，癌症病人病前有明显的不良心理因素影响者高达 76%，而患一般疾病的人却只占 32%。

下篇

防癌与防癌症恶化

我们不仅已经有治疗癌症的方法，而且有多种防癌和防癌症恶化的“金锁钥”。但从预防上讲，必须看到每一种方法既不是万能的，也并非一用就“立竿见影”的，必须采取综合措施，必须打“持久仗”。同时，也不是一个人能“扛得起”的，需要人人参与，需要全社会共同努力，打防癌和防癌症恶化的“人民战争”。

八、提高免疫力防癌

（一）免疫力是癌症的屏障

现代医学认为，免疫力是人体对抗癌症的天然屏障。免疫力的高低不仅关系到能否成功预防癌症，而且关系到能否成功预防癌症恶化、复发和转移。为什么这么说呢？

我们从现实生活中的情况说起吧。有的家庭几个成员，吃、住、劳动一个样，均处在同样致癌的环境中，但只有一人或两人患了癌症，其他各位均“太平”；在许多吸烟的人中，有的患癌症，多数人却没事，原因何在？

医学专家认为，诱发癌症的因素有很多，诸如细胞变异、环境变化和生活习惯。但其中一个最重要原因就在于个体对癌细胞的免疫功能强弱不同，免疫功能越低其诱发癌症的风险则越高。

我们知道，人体是由40亿～60万亿个细胞组成的。存在于细胞内有自体复制能力的遗传物质单位——基因。每一个人都存在致癌基因和抑癌基因。据统计，正常人每天会产生100～200个癌细胞。在正常情况下，致癌基因和抑癌基因处于平衡状态，人体组织细胞按照正常的成长、凋亡程序，不会变成肿瘤细胞。如果引起癌症的外因促使人体发生癌症时，人体内有两组细胞，一组叫T淋巴细胞，另一组叫B淋巴细胞。这两组细胞在“抗”癌中发挥其“特异”功能也不会癌变。

T淋巴细胞的“特异”功能有三：①对癌细胞进行杀伤；②把杀伤癌细胞的能力转移给尚没有免疫能力的淋巴细胞与其并肩作战；③合成干扰素，通过提高人体抗病毒的能力，对可能由病毒引起的癌症起到一定的抑制作用。

B淋巴细胞则产生一种特殊的免疫球蛋白，杀伤癌细胞。医学上把T淋巴细胞和B淋巴细胞在“抗”癌中的“特异”功能叫作对癌症的免疫力。

有专家学者根据多年来的基础研究和临床观察，总结出癌症与免疫之间的三个关系。

（1）癌症与免疫关系之“洪水与堤坝”的关系：主要是先天免疫发挥的阻挡作用，正如堤坝对洪水的阻挡作用，先天免疫所形成的基础免疫能力，可有效阻止癌症生长及癌症在体内各器官的广泛转移，因此这种基础免疫能力的高低及维持能力可能决定了癌症生长和转移的速度和广泛程度。

（2）癌症与免疫关系之“战争中的敌我”的关系：主要是获得性免疫发挥的有效抑制和杀伤作用，获得性免疫所形成的有效“防卫”力量，可高效杀灭癌细胞，减低癌症负荷，起到有效治疗癌症和预防癌症进展的作用。

（3）癌症患者体内癌症与免疫现实关系之“坏人与被坏人贿赂的警察”的关系：癌症细胞通过减低表达识别信号分子、全身性主动诱导免疫抑制，颠覆正常的免疫活化与免疫耐受之间的平衡等，使人体免疫系统逐渐丧失癌症免疫的作用，甚至演变成癌症进展的“帮凶”，使癌症从“逃逸”免疫逐渐演变成癌症晚期全面突破免疫屏障的大爆发。

每个人可能无时不刻都在形成肿瘤细胞，但体内的免疫系统在它还没来得及在数量上发展之前，就消灭了它。因此，免疫力强者能抵抗癌的发生，而免疫力弱者则容易发生癌症。

由于大多数人对癌症具有的免疫力比致癌因素强大得多，所以不患癌症。有的人由于先天或后天的因素，导致对癌症免疫力缺损；有的人由于某种原因，导致人体免疫系统遭到破坏，使免疫力下降，出现这两种情况中的任何一种，癌细胞便逃逸了免疫的调控作用，以比正常细胞快8倍的裂变速度分裂增殖，最终成为临床上所见到的癌症。这就是多数人不患癌症，有的人患癌症的原因。

所以，提高免疫力，实现患者自身机体的“自主抗癌”，并有望完全消灭癌细胞、根治癌症，是目前医学发展的一个主要方向。

（二）提高免疫力的途径

提高免疫力，以减少诱发癌症，减少癌症痛苦，减少癌症复发，提高生活质量，增加生存期，应在以下四个方面下功夫。

1. 从食物中提高

常吃含硒的食物。含硒食物品种见“抗癌之王”——硒。

还有一些食物和中药虽不含硒，但也能提高免疫力，起到防癌作用，比如：

（1）茶叶：茶叶抑制癌症变化及其生长作用主要是由于茶叶中多酚类物质的生物活性。茶多酚影响癌变最有价值的特性可能是它具有抗氧化活性，抑制亚硝化反应，对癌代谢酶的调节作用，捕捉最终致癌因子，抑制细胞有关增殖的作用和提高机体抗病免疫功能的作用。有人将茶叶拌于饲料中，喂给身上有癌细胞的小白鼠，结果发现 3 周后其癌细胞受到抑制有所减少。另据报道，茶叶中的某种物质经血液循环可抑制全身各部位的癌细胞。

新加坡生物工程和纳米技术研究所的研究发现，绿茶中富含的茶多酚与抗癌药赫赛汀结合，可以变成一种稳定而有效的复合药物直作用于肿瘤部位。

爱喝茶的日本人曾花 9 年时间调查，发现每天喝 4 杯绿茶能将癌症风险降低 40%；欧美多国研究证实，绿茶能降低乳腺、前列腺、肺、口腔、膀胱、结肠、胃、胰腺等多部位肿瘤发生的危险性；复旦大学遗传工程国家重点实验室与美国约翰·霍普金斯大学医学院共同研究发现，绿茶对抗癌药物中的毒副作用有明显的解毒效果，癌症病人在服用抗癌药柔红霉素的同时多喝绿茶，能大大提高其疗效。

绿茶之所以有如此高的保健功效，得益于它的独特成分。绿茶中含 450 多种有机化合物和 15 种以上无机矿物质，大部分都具有保健防病的功效，其“主力军”是茶多酚、叶绿素、茶氨酸、氨基酸、维生素等物质，茶多酚中的儿茶素抗癌效果最佳。由于绿茶是一种未发酵的茶，保留了更多的天然成分，上述营养物质也是所有茶类中含量最丰富的。尽管绿茶好处很多，但若不讲究选茶、泡茶和储茶的方法，保健效果也会大打折扣。

（2）玉米：美国医学界指出，粗磨玉米面中含有大量氨基酸，对抑制癌症有显著效果。另外，玉米中的谷胱甘肽，在硒的参与下生成谷胱甘肽氧化酶，还能使化学致癌物质失去活性。

（3）红薯（别名山芋、番薯、甘薯、白薯、地瓜等）：癌细胞来自人体上皮细胞，而红薯含有丰富的淀粉、胡萝卜素以及钾、铁等10余种微量元素，能保护人体上皮细胞使其结构完整，抑制病毒活性，阻断胃肠道中亚硝胺的产生，消除食品或环境中由汞、镉、砷等引起的毒性作用，阻断有毒金属的致癌过程，能有效地抑制结肠癌和乳腺癌的发生。

（4）乌梅（又叫酸梅）：乌梅不仅营养价值较高，现代医学研究乌梅还具有抗癌的作用。用乌梅煎剂，能增强组织细胞功能，提高吞噬功能，对癌细胞有抑制作用。体外试验对子宫颈癌TTC-26株抑制率达90%以上。还可用于食管癌、胃癌、大肠癌、膀胱癌、皮肤癌、阴茎癌等的辅助治疗。

（5）香菇：蘑菇是一种有益健康并具有抗癌作用的食品，其中最突出的是香菇。因为香菇多糖能增强细胞免疫和体液免疫，有类似于补气的作用。据说，捷克波希米亚深山里的樵夫由于经常吃野香菇，从未患过感冒与癌症。

（6）猴头菇：猴头菇已由中国药学界制成猴菇菌片，用于预防和治疗胃癌、食道癌等，有效率为69.3%，显效率为15%。

（7）苹果：美国康奈尔大学的研究人员发现，苹果里的一种化学物质的混合物对人体健康很重要，这种化学物质的混合物在对抗癌症和抗氧化方面有重要的作用。抗氧化物质是减少或预防人体细胞氧化的许多化学物质之一，它可以预防细胞和组织因为游离基所引起的损害。这种抗氧化物质存在于苹果的表皮和果肉之中。研究人员对结肠癌细胞施以50毫克的苹果浓缩抽取物，结果显示，从苹果皮中抽取的浓缩物可以减少癌细胞的生长达 43%，从苹果肉中抽取的浓缩物可以减少癌细胞的生长达 29%。

（8）蜂王浆：对癌症患者有良好的治疗和辅助治疗作用，可明显延长生存期甚至康复。研究表明，蜂王浆中所含 16 种以上的维生素，其中有些维生素有一定的抗癌作用。例如，维生素 A 有增强机体免疫力、抑制癌细胞增长以及促进组织细胞恢复正常功能的作用，因而被誉为“防癌维生素”；蜂王浆中含有一种特别的不饱和脂肪酸。在抗肿瘤的应用中，不饱和脂肪酸除了能杀伤肿瘤细胞外，还能使肿瘤病人的免疫功能不受影响。在临床应用上，已有不少例子使癌症患者得以延长生命或康复。蜂王浆含有硒等多种微量元素，能影响癌细胞的能量代谢，使它们失去致癌的活性而抑制癌症。蜂王浆中所含铁、铜、钼、锰等也有一定的抗癌作用。蜂王浆中含有多种酶类，特别是新发现的超氧化物歧化酶，是自由基的重要清除剂，可以抗衰、防癌。蜂王浆中含核糖核酸、脱氧核糖核酸有抗癌作用。著名的血液生理学权威森下敬一认为，“蜂王浆之所以具有惊人的抗癌性，是因为它具有出色的净血作用和提高自然治愈力的作用。”蜂王浆中含有丰富的牛磺酸，它不仅具有多种营养保健作用，近年来又发现它能促进 T 淋巴细胞增殖和巨噬细胞产生白细胞介素 -1，增强中性粒细胞吞噬杀菌的活性，产生对病毒的抗体功能，对机体免疫细胞防御功能起到重要作用。此外，蜂王浆中的类腮腺激素也有抗癌作用。

（9）海藻类：海藻又名海带花、落首、乌菜、海萝等。海带、紫菜及裙带菜等海藻类食品都具有一定的抗癌作用。研究发现，癌症患者的血液多呈酸性，而海带含钙量较高，能调节和平衡血液的酸碱度，起到防癌的作用；同时，它所含有的纤维纱不易被消化，吃后能增加大便量，促进肠内某些致癌物的排泄，有助于人体防癌保健。

（10）红枣：有补脾、养血、安神的作用，还有驻颜祛斑、健美丰肌、补血调经、活血止痛、润肠通便的功能。红枣能提高人体免疫力，并有抑制癌细胞的作用。因此，红枣是一种最好的抗癌果实。

（11）西红柿：英国一项大规模研究发现，每周吃 10 份西红柿（约合 3 斤）可使男性前列腺癌危险降低近 1/5。研究人员认为，西红柿抗癌的关键原因是其中的抗氧化剂——番茄红素。来自布里斯托尔大学、剑桥大学和牛津大学的研究人员对 1.4 万名 50～69 岁男性的饮食与生活方式进行了研究。结果发现，与不吃或很少吃西红柿的参试者相比，每周至少吃 10 份西红柿的男性，罹患前列腺癌的危险降低 18%。此外，果蔬摄入量达到每天至少 5 份，也可使男性癌症危险降低 24%

（12）枸杞：对癌细胞的生成和扩散有明显的抑制作用。

当代实验和临床应用的结果表明，枸杞叶代茶常饮，能显著提高和改善老人、体弱多病者和肿瘤病人的免疫功能和生理功能，具有强壮机体和延缓衰老的作用。对癌症患者配合化疗，有减轻毒副作用、防止白细胞减少、调节免疫功能等疗效。

（13）黄芪：我国肿瘤治疗专家何裕民在自己的书中介绍说，黄芪是厨房常备的抗癌食物。临床证明确可增强机体抗癌功能，改善症状，延长生存期。黄芪中的黄芪皂苷甲胺能使恶变的癌细胞停止生长，能使部分癌细胞“改邪归正”变为正常细胞，还可减轻放、化疗的毒副作用。

（14）水产类：鳖，又名甲鱼、团鱼、元鱼、水鱼、脚鱼等。现代药理研究发现，鳖可以调节免疫功能，提高淋巴细胞的转化率，使抗体存在时间延长，增进骨髓的造血功能，保护肾上腺皮质功能，防止细胞癌变。临床实践证明，吃鳖肉对防治肝癌、脑肿瘤、肺癌、恶性淋巴瘤、胃癌、鼻咽癌和乳腺癌等有一定的作用。鲍鱼，又名鳆鱼、石决明肉、镜面鱼、明目鱼和大鲍等。科学家发现，鲍鱼肉有一定的抗癌作用。我国科研人员从鲍鱼肉中提取出了“鲍灵素”Ⅰ及Ⅱ，经药理实验证实有较强的抑制癌细胞生长的作用。干贝又名江瑶柱，为扇贝闭壳肌的干制品。医学研究发现，干贝中含有一种糖蛋白，具有破坏癌细胞生长的作用。它还能增强人体的免疫力，提高巨噬细胞的活性，及时清除体内发生癌变的细胞，降低癌症的发病率。牡蛎属食用贝类，又名蛎蛤、牦子、海蛎子。牡蛎肉中含有一种鲍灵成分，对一些瘤细胞株和动物肿瘤有细胞毒和抑制其生长的作用。

在吃以上有利于提高抗癌免疫力的食物时应注意六点：

（1）食品质量好。不要食用在常温下存放时间过长、可能受真菌毒素污染的食物，不吃烧焦的食物以及直接在火上烧烤的鱼和肉，腌肉、熏肉只能偶尔食用。

（2）食品品种多。每天要吃五种以上的果蔬，且常年坚持。绿叶蔬菜、胡萝卜、土豆和柑橘类水果防癌作用最强。少吃精制糖。每天吃红肉（即牛、羊、猪肉）不应超过 90 克。最好是以吃鱼和家禽替代红肉。

（3）食品烹饪方法对。比如，能增强人体免疫力的食物胡萝卜。日本学者发现，肝癌患者补充适量的 β - 胡萝卜素，癌变细胞会有所下降；国内相关营养科专家表示，β - 胡萝卜素进入人体消化道，能增强肠道抵抗肠癌的能力；美国一项研究发现，每天吃 4 根手指大小胡萝卜条的人，坚持一周，患卵巢癌的概率会大大下降。由于 β - 胡萝卜素是一种脂溶性成分，得用热油炒，才能将其逼出来，为人所消化吸收，充分发挥其作用。最好用高压锅连同排骨炖汤，β - 胡萝卜素的消化吸收率几乎可以达到 100% 了。又如，吃红薯必须注意时间和方法：①红薯不宜生吃。因为生红薯中淀粉的细胞膜未经高温破坏，很难在人体中消化；同时，在蒸煮红薯时，还应适当地延长蒸煮的时间，这样好使番薯中含有的“气化酶”被破坏掉，吃后就不会出现腹胀、胃灼热、打嗝、反胃、排气等不适的感觉。②红薯搭配吃好。如果将红薯和米面搭配着吃，还可以起到蛋白质的互补作用；如果同时再配点咸菜或鲜萝卜等一起吃，就可以减少胃酸的产生。③红薯最好中午吃。这是因为我们吃完红薯后,其中所含的钙质需要在人体内经过4～5小时才能吸收,而下午的日光照射正好可以促进钙的吸收。这种情况下，在午餐时吃红薯，钙质可以在晚餐前全部被吸收，不会影响晚餐时其他食物中钙的吸收。

（4）食品进食适时。千万别饭后吃水果。因为水果是要透过胃壁进入肠子的，如果饭后吃，就被食物挡住了。与此同时，胃发酵变酸，水果一接触到它们，配着胃酸，整个食物就坏了。因此，一定要空腹时吃水果。

（5）合理膳食。国内外科学家认为，在我国的癌症病人中有 35% ～ 50% 是由于不良的生活习惯，如饮食不科学、过度烹调加工等诱发癌症。这正是我们常说的“病从口入”。合理的膳食可能使人类癌症减少 1/3。计划经济的时候一个人一年才 12 斤肉，现在哪家一年都远远超过 12 斤肉。提倡多吃蔬菜少吃肉，少吃发霉食品和熏制品以及腌制品和剩菜、剩饭。另外，吃东西太快、太烫，同样有损害。

（6）食品合理安排。在每天的饮食中植物性食物，如蔬菜、水果、谷类和豆类应占2/3以上。吃苦、吃酸、吃素、吃生、吃淡、少吃、多嚼。一日三餐或四餐，每餐八分饱。如果不饿则不吃。

说到这里，举一个例子：湖南省江永县消蒲镇下界头村6组100岁老人黄子色一日三餐，餐餐一碗白米稀饭，晚辈煮什么菜吃什么，不挑食，不偏食。晚上睡醒后，饿了吃点饼干或糖果零食。至今，五官正常，缝补衣裳看得见，生活自理，皮肤上老人斑很少。

2. 从锻炼中提高

有的说，我天天在做家务劳动；也有的说，我天天在做田间劳动。而且很忙、很累，用不着锻炼了。说这样的话就是把劳动与锻炼等同起来，认为劳动能够代替锻炼。这种看法至少是片面的。因为劳动是一种单纯的动作，是肌肉和关节局部的活动，对心血管、呼吸和神经系统来说，起不到锻炼的作用，身体也就得不到整体锻炼。如果劳动长期限于身体局部的反复活动和固定姿势的动作，很容易使人感到疲劳，甚至造成职业性的缺陷或疾病。例如，长期单调的弯腰动作，容易使腰背肌群疲劳，骶棘肌损伤，通常称“腰肌劳损”。

从事运动锻炼则完全不一样。运动锻炼是针对性很强的一种全身锻炼，就连最普通的广播体操，都是锻炼上肢、下肢、腰、背、颈、肩各个部位的全身运动，且伸展、俯仰、蹋跳全面兼顾。同时，锻炼还有利于心血管的运动，包括呼吸的锻炼以及神经系统的放松，从而有利于提高身体抵抗力。有人曾在 20 世纪 80 年代中期对武汉铁路分局进行了调查，该局职工在大力开展群众体育活动后，传染病发病率 1984 年比 1983 年下降 17.9%，1985 年又下降 18.8%；155 名长期病患者经过 12 年的系统身体锻炼，有 88.7% 的人痊愈或好转；在 220 名被调查职工中，有 75.0% 的人认为自己的体质“明显增强”或“有所增强”，97.5% 的人认为体育促进了生产。

有实验研究证明，适宜的各种类的运动（体育锻炼）能强化免疫系统，促进新陈代谢，保持肠胃健康，加强消化和吸收，控制体重，增强体质。而体质的增强正是抗癌的关键。最新一项“癌症的死亡率”的调查资料显示：体能弱的癌症的死亡率高达约 18‰；体能中等者约占 8‰；体能强者约占 4‰。

据《生命时报》报道，英国拉夫堡大学研究发现，每天快走可提高免疫力，是防治癌症的特效药。如能每天坚持行走 1 英里，在 20 分钟内走完，对乳腺癌、前列腺癌、肠癌的治疗都有明显益处，最高可降低 50% 的死亡风险。该报道还说，法国一项涉及 400 万女性的研究显示，任何年龄段的女性坚持每天快走 1 小时都能使患乳腺癌的风险降低 12%。美国哈佛大学公共卫生学院针对 7 万人的长期研究发现，每天走路 1 小时，可降低一半患大肠癌的风险。每天饭后散步 30 分钟，可使患胰腺癌风险降低一半。美国加州大学针对 1455 名前列腺癌患者，进行长时间随访后发现：每周只需快走 3 小时，癌症恶化程度比不运动的人降低 57%。原因在于走路可改善内分泌，调节激素水平。

多在阳光下运动，多出汗可将体内酸性物质随汗液排出体外，避免形成酸性体质。据研究，每天散步 1 小时可以把患结肠癌的可能性降低 46%。美国癌症协会建议人们每天至少做 60 分钟中度或稍强烈的运动，每周运动 5 次以上。

说到这里，举一个例子：陈太连，106 岁，全家五代人居住在中国香柚之乡——湖南省江永县桃川镇。他年轻时除了农田耕作外，还参加各种锻炼。如今年迈仍然好动。2016 年 10 月的一天，作者采访陈太连老人时，他正在香柚园里“走一走”。看到树上挂满了香柚，他笑得好开心。

现在我们再看看与锻炼有关的晒太阳。

2017 年 3 月 15 日贵州六盘水法治在线报道：

年过百岁的老人你也许见过不少，但是患上癌症之后依然能笑傲百岁的老人你见过几个呢？

出生于 1905 年的张明珠，她 88 岁的时候患肠癌，一共做过 3 次大手术，切除了全部结肠，大肠也被切掉了 1 米。第三次做手术时，她才知道自己得的是癌症。

她在 106 岁时参加了北京电视台生活频道的一档节目，这位被誉为“中国最美老寿星”的老人，在节目中公布了自己的长寿养颜秘诀，其中一个秘诀很多人容易忽视，却最是关键：

晒太阳

张明珠老人有两大习惯：一是坚持走路，各大公园都是老人经常去的地方，那里的常客大多认识她，她也乐意与大家聊天；二是晒太阳，饭后或是散步时都要在外面晒一会儿太阳。

可别小看晒太阳这个动作，不用你花一分钱，也不用动手，但是晒对了作用巨大。

“阳光是个宝，晒晒身体好。”老人晒太阳有利于补充阳气，北京中医药大学东直门医院内科主任医师姜良铎也说，人体内正常的脏腑功能全靠阳气来支撑，阳气充盈，人体对抗疾病的能力就会提高。

晒太阳在中医里被称为“天灸”，也就是老天给我做艾灸。我们都知道艾灸是大补阳气的方法，但做艾灸需要辨证，并不是每个人都适合，并且灸多了易上火。

“天灸”就不存在这样的问题，它属于中医里的“温补之法”，没有任何副作用，是适合所有人的自然疗愈方法。不仅如此，晒太阳的作用有很多，如抗癌、延寿、强免疫。

什么时候晒太阳最好？一般早晨 6 点至 10 点这段时间最适合晒太阳。此时阳光中的红外线强，紫外线偏弱，对人体起温热作用，可使身体发热，促进血液循环和新陈代谢，活血化瘀，增强人体活力。下午 4 点至 5 点也是晒太阳的最好时间，这个时间段的照射特点是紫外线中的 A 光束成分较多，这时是储备体内“阳光维生素”——维生素 D 的大好时间；同时还可以促进肠道对钙、磷的吸收，增强体质，促进骨骼正常钙化。

每天晒太阳的时间如何控制？在 40 分钟到 1 个小时，出少量汗、微微困倦效果最佳。

3. 从生活习惯中提高

良好的生活习惯，可以防止 30% ～ 50% 癌症的发生。

良好的生活习惯，很重要的就是戒烟、限酒。香烟对人体有害无益，肺癌、鼻咽癌、口腔癌、食管癌、胃癌、肝癌、乳腺癌及宫颈癌等的发生都与吸烟有关。现在肺癌死亡率居第一位，但早期能发现肺癌的太少了。每天吸 20 支香烟的人，连续吸烟 20 年者，癌症发病率比不吸烟的人高 4 ～ 5 倍。如果人们都不再吸烟，5 年之后，世界上的癌症将减少 1/3。同样，饮酒过量会导致脂肪肝，发展到肝硬化的程度则会引起肝癌。大量饮酒容易得肝癌、食管癌、胃癌。喝酒要微量，喝一些酒精含量不要超过 15% 的低度酒，建议女同志最好不要喝白酒。

现代社会食物非常丰盛，要注意防止有致癌作用食物的过度摄入。霉变的食物产生了黄曲霉毒素 B_1，经证实具有致癌作用，绝对不能吃；腌制的食物放久了，表面有一层像油的白色膜，这是亚硝胺，也有一定的致癌作用，最好不要吃。同时还要注意食物热量的过度摄入。俗话说就是不能吃得太好太饱，自己又不运动消耗不了，逐渐造成肠的病变。过度的脂肪会导致女性荷尔蒙增加，乳腺癌、肠癌等疾病就是这样得来的。

不要过多地吃咸而辣的食物，不吃过热、过冷、过期及变质的食物。

生活要规律，生活习惯不规律的人，如彻夜唱卡拉OK、打麻将、夜不归宿等，都会加重体质酸化，容易患癌症。应当养成良好的生活习惯，保持弱碱性体质，使各种癌症疾病远离自己。

我们看看国际自然医学会正式公布了的世界五大长寿地区之一的中国新疆的南疆人，6万人口，平均年龄为117岁，族里几乎不见癌症、心脏病等现代人常见的疾病。1999年，专家对这里展开了深入调查，最终揭开了谜底。罕萨人长寿的主要原因，是良好的饮食习惯：喜欢吃素，以燕麦为主食，辅以蔬菜，以及各种各样的水果，几乎不吃肉类和奶制品。营养学家对50多名罕萨成年男子的饮食做了调查，发现他们每天获取的热量极少，其中脂肪只有36克。

说到这里，举一个例子：

2016年喜迎102岁的湖南省江永县铜山岭农场河渊村村民义花芝，生活规律，白天吃三餐，晚餐喝少许葡萄酒。上午、下午或玩字牌或聊天，晚上看电视至10点左右睡觉。衣服自己洗，她说：“洗衣机洗不干净”。

4. 从“静”和“乐”中提高

“静”，面对当前癌症高发病率、高死亡率，要沉着、冷静，不要“谈癌色变”。要静下心，睡好觉，保证足够的睡眠。睡眠的质量比睡眠时间的长短更重要。特别要睡好“子午觉”，即白天上午 11 时至下午 1 时，晚上 11 时至次日凌晨 1 时。

“乐”，癌症最怕的两个字——“快乐”。近年来，医学专家认为，人体宿主因素的变化不仅影响肿瘤的发生、发展，更会对肿瘤病人的治疗有重大影响。癌细胞原本是体内的“好公民”，但由于种种原因诱发基因突变，不听从“组织”安排，肆意生长、掠夺资源、排挤正常细胞，进而演变为人体小社会里的一颗“毒瘤”。而人体就是癌细胞的宿主，情绪变化就是宿主因素的一部分。2010 年，世界顶尖科学期刊《细胞》发表了一篇论文，研究者发现，情绪会通过下丘脑—垂体系统影响内分泌和免疫系统，从而改变肿瘤发生、发展的进程。也就是说保持快乐，能够提高免疫力使其不患癌，即便已经出现癌症的临床症状，也能抑制肿瘤的发展。如果长期精神萎靡、失眠、饮食不佳、全身乏力就会导致免疫功能下降。一旦免疫功能下降，就容易患癌。

说到这里，举两个例子：

1953 年，27 岁的俄罗斯姑娘伊丽娜跟随中国丈夫来到武汉，参与武钢的创建，并取了一个中国人的名字李淑范。2004 年 7

月 1 日加入中国共产党。在中国几十年，无论遇到多大的困难或不幸，始终保持乐观精神。84 岁时从香港捧回由“世界华人文化艺术联合会”颁发的两项大金奖。90 高龄时，她报名参加央视《夕阳红》健康老人电视大赛，从湖北赛区脱颖而出，一路闯关获得银牌。2017 年 6 月 21 日，92 岁的她参加央视《越战越勇》，边舞边唱《红莓花儿开》挑战擂主，深受评委和观众好评。

湖南红网“新春走基层”专栏发表作者写的一篇报道，标题是《九旬离休军人初一给后辈上“政治课”》：2017 年 1 月 28 日，农历鸡年正月初一，湖南湘潭晴空万里，春暖花开。90 岁高龄的离休军人冯强携一家四代人来到有 400 多年历史的万楼下，送给晚辈新年的最好礼物——叙说自己一生的经历，告诫后辈：当官不要想发财，图财就不要当官。

冯老是湘潭县人，年轻时曾在中国人民解放军某部服役，参加过抗美援朝，经历 5 次战役，立功 3 次。现在冯老全家四代 18 口人分别住在上海、广东深圳、湖南湘潭等地，每年春节，儿孙们均回到老人身边，给老人拜年。冯老生性乐观，从不放过这难得的机会，给晚辈上“政治课”。今年也不例外。冯老也因此健康、长寿。

与“乐”字相反的是“压力”。癌症患者的压力，一方面来自患者自身的心理状态；另一方面来自身体承受的压力，如患者接受的各种治疗。研究认为，化疗和手术，都会给癌症患者身体和心理带来一定的损害。

澳大利亚莫纳什大学最新研究发现，压力会让癌症扩散的速度增加6倍，就如同为癌症开辟了一条“高速路”。研究人员同时指出，压力也会妨碍癌症治疗的顺利进行。

中医认为压力导致过劳体虚从而引起免疫功能下降、内分泌失调、体内代谢紊乱，导致体内酸性物质的沉积；压力也可导致精神紧张引起气滞血瘀、毒火内陷等。

有研究表明，优美的音乐能愉悦身心、消除疲劳、帮助消化、改善循环和增加血液流量，被誉为“无形的健身保健药品”。88岁的郭兰英还是那么美，坚持上台演唱，可见，健康的身体与常年演唱生活是分不开的。

因此，要有良好的心态应对压力。要用正确的态度对待癌症，一方面要积极改变自己的不良生活习惯，适当锻炼，合理营养，定期检查；另一方面要保持积极、乐观、平和的心态，即便家族中有癌症患者，也没有必要整天恐惧不安。

九、几种常见癌症的预防要点

各种癌症预防最重要的是病因预防，设法控制和避免已知的可疑致癌因素，医学界把这种预防称为一级预防。其次是在自然人群中发现易感个体，并予定期随访检查，以期达到早期发现、早期诊断和早期治疗，医学界把这种预防称为二级预防。

（一）原发性肝癌预防

1. 一级预防

（1）改水管水、改善饮水卫生。

（2）加强粮油食品防霉去毒。

（3）接种乙肝疫苗，阻断 HBV 感染，积极防治肝炎。

（4）对肝癌高危人群进行药物预防。国内外的研究提示，提高硒水平有助于降低肝癌的发病率。化学性药物左旋咪唑、维生素 A 和维生素 C 等对肝癌有预防作用。天然食物如绿茶有一定的预防作用。我国治疗肝炎的中药，如丹参、五味子、香菇多糖、云芝多糖等有拮抗黄曲霉毒素致大鼠肝癌形成的作用。

（5）有计划、有组织、有针对性地实施卫生宣传教育，增加公众的防癌意识，必要时应采取有关行政手段及法规。

2. 二级预防

实施肝癌普查或筛检，早期发现肝癌是二级预防的一个重要方面。

（1）普查的对象：40 岁以上，乙肝表面抗原阳性以及 5

年前曾患肝炎者，尤其是男性的及有家族史者。

（2）普查的方法：甲胎蛋白（AFP）阳性检测，B超。

（3）普查的间隔时间：高危人群，至少每6个月普查1次。

（二）直肠癌预防

1. 一级预防

（1）饮食调整

①减少能量（蛋白质、脂肪）摄入。特别是尽量少吃煎、烤后的棕色肉类，有助于减少直肠癌的发生机会。

②增加水果、蔬菜和膳食纤维。

③维生素与微量元素：有研究表明，补充维生素A、C、E、叶酸，增加钙和镁的摄入。

④膳食防癌：大蒜、洋葱、韭菜、葱中含有的硫醚，柑橘子类含有的萜，葡萄、草莓、苹果中含有的植物酚以及胡萝卜、薯蓣类、西瓜中含有的胡萝卜素，都被认为是能够抑制基因突变，具有抗癌作用。尤其是大蒜，有研究表明，大蒜是具有最强保护作用而使人们免患远端肠癌的蔬菜。

（2）改变生活习惯

①运动：肥胖尤其是腹型肥胖、体力活动过少是结、直肠癌的危险因素。减肥和锻炼能起到预防直肠癌的作用。

②戒酒和戒烟。

③防止便秘，保持大便通畅。

④积极防治直肠息肉、肛瘘、肛裂、溃疡性大肠炎及慢性肠道炎症；对多发性息肉、乳头状息肉，一旦诊断明确应早期手术切除，以减少癌变的机会。

2. 二级预防

发现“警戒信号”后，及时检查确诊。

（三）结肠癌预防

1. 一级预防

（1）饮食干预。防止能量（蛋白质、脂肪）摄入过多，增加膳食纤维和微营养素（维生素 A、E、C，微量元素硒和钙）的摄入。

（2）化学预防。研究表明，用 1 种或多种天然或合成的化学制剂（如阿司匹林和其他非类固醇抗炎药、叶酸、钙、雌激素、维生素）和抗氧化剂等能在不同阶段阻遏或逆转腺瘤的发生或抑制其进展为恶性病变，防止肿瘤的发生。

（3）治疗癌前病变。早期发现并及时治疗结肠癌的癌前病变包括腺瘤性息肉、溃疡性结肠炎和局限性结肠炎病等，是防止和减少结肠癌发生的理想途径。

2. 二级预防

（1）筛检对象≥ 40 岁。

（2）有以下1项者应做60cm纤维肠镜检查：RPHAFOBT阳性；一级亲属患结肠癌史；本人以往有癌肿史；有两项以上下列症状者，如慢性便秘、黏液血便、慢性腹泻、肠息肉史、慢性阑尾炎、精神刺激史。

（3）如60cm肠镜检查阴性，FOBT复查阳性，应做全结肠镜或气钡双重造影。

（4）对高危人群用60cm纤维肠镜做复筛。

（5）60cm肠镜阴性者用FOBT随访，FOBT持续阳性则推荐做全结肠镜和（或）气钡双重造影。

（四）膀胱癌预防

1. 一级预防

膀胱癌的发生与饮食、吸烟和饮水三个因素密切相关，因此，预防膀胱癌也应从源头抓起。

（1）坚持科学的饮食习惯，多吃新鲜蔬菜、水果。因为新鲜蔬菜和水果中含有丰富的维生素和微量元素，可以分解体内的致癌物质——亚硝胺。应尽量少吃肉类食品，因为肉类食品在体内代谢过程中，可产生类似苯胺和联苯胺结构的物质，曾有调查发现，在使用苯胺和联苯胺化工原料工厂的工人，患膀胱癌者较多。

（2）增加饮水量。因为饮水量的多少，直接影响膀胱内尿液的浓度，对膀胱癌的发生有重要影响。饮水量少者，膀胱中的尿液必将减少，而致癌物质从肾脏排泄到膀胱后，在尿液中的浓度也相对较高。这些高浓度的致癌物质会对膀胱黏膜造成强烈的刺激。同时，饮水量少者，排尿间隔时间必然延长，这就给细菌（如大肠杆菌）在膀胱内的繁殖创造了有利条件。经常发生膀胱癌者，多数平时不喜欢饮水、饮茶。尿液中细菌浓度的增加，不仅可引发膀胱炎，还会对膀胱黏膜连续产生不良刺激，久而久之，膀胱黏膜在细菌和致癌物质的双重刺激下，可逐渐由炎症、糜烂导致癌变。

美国哈佛大学也公布了一项历经 10 年、涉及 47909 名、75 岁男子的研究结果，发现多喝水（每天 6 ～ 10 杯）能有效降低得膀胱癌的危险。该研究从 1988 年开始，探讨了 22 种不同的液体，包括水、茶、果汁、啤酒等。结果是，只要是多喝液体，不管是水，还是饮料，甚至是啤酒、威士忌，都能把在美国发病率占第四位的膀胱癌的危险降低一半。其机理可能是流经膀胱的液体频繁被移除，可减少潜在致癌物对膀胱壁的刺激所致。

（3）戒烟。吸烟者，膀胱癌的危险是不吸烟者的 4 倍。研究表明，香烟中含有尼古丁、焦油、烟草——特异性亚硝胺等多种毒性致癌物质，大量吸烟的人，尿中致癌物质的浓度较高。如果每天吸烟指数达到 600（每日吸烟支数 × 吸烟年数），就达到了患膀胱癌的危险地步。

（4）少染头发，少煸黑油。因为一些化学物质是导致膀胱癌的重要原因。

（5）避免与苯胺一类物质接触，化学染料工人尤其需要注意防护。少吃含苯的熟食。

（6）彻底治疗膀胱慢性炎症、结石，以保护黏膜的防御功能。

2. 二级预防

发现“警戒信号”后，及时检查确诊。

（五）胃癌预防

1. 一级预防

（1）注意饮食卫生，避免多食过度刺激性饮食及熏制品。节制，烟酒，定时饮食，防止暴饮暴食，以减少胃炎及胃溃疡的发生。

（2）改变传统的盐腌或烟熏等保存食物的方法，广泛应用冰冻保鲜储存法。

（3）减少食物中盐分的摄入，每天摄取量控制在6克以下。

（4）经常食用新鲜蔬菜及水果。

（5）多食牛奶及奶制品。

（6）增加食物中新鲜鱼、肉等蛋白质的摄入量。

（7）经常食用大蒜。

（8）根除胃内 HP 感染。对长期治疗无效的胃溃疡或大于 2 厘米的胃息肉的患者均应及时手术治疗。萎缩性胃炎的患者应定期随访做胃镜检查。

（9）调整体液酸碱平衡，常吃碱性食物，以防止酸性废物的累积，因为癌症都是在酸性体液中生存的。

①养成良好的生活习惯，戒烟限酒。烟和酒是极酸的酸性物质，长期吸烟、喝酒的人，极易形成酸性体质。

②不要过多地吃咸而辣的食物，不吃过热、过冷、过期及变质的食物；年老体弱或有某种疾病的遗传基因者应酌情吃一些防癌和含碱量高的食品，保持良好的精神状态。

③有良好的心态应对压力，劳逸结合，不要过度疲劳。可见压力是重要的癌症诱因，中医认为压力导致过劳体虚从而引起免疫功能下降、内分泌失调、体内代谢紊乱，导致体内酸性物质沉积；压力也可导致精神紧张引起气滞血瘀、毒火内陷等。

④加强体育锻炼，增强体质，多在阳光下运动，多出汗可将体内酸性物质随汗液排出体外，避免形成酸性体质。

⑤生活要规律，生活习惯不规律的人，如彻夜唱卡拉 OK、打麻将、夜不归宿等，都会加重体质酸化，容易患癌症。应当养成良好的生活习惯，从而保持弱碱性体质，使各种癌症疾病远离自己。

⑥不要食用被污染的食物,如被污染的水、农作物、家禽、鱼、蛋,发霉的食品等,要吃一些绿色有机食品,要防止病从口入。

2. 二级预防

（1）在胃癌高发区开展人群普查：凡年龄在 40 岁以上，有较长胃病史，或近几个月出现明显胃部症状者，应列为普查对象。

（2）建立胃病专科门诊：减少来院就诊病人的漏诊、误诊。特别是对初诊或病史较长且处于好发年龄的病例，均应行胃镜或钡餐检查，以提高门诊病人中的胃癌早期诊断率。

（3）做好易感病例的随访：已知萎缩性胃炎、胃息肉、胃溃疡、残胃、中重度不典型增生及不全结肠型肠化病人，定期随访检查。对残者胃的随访，有人建议：①凡 40 岁以前手术者，术后 20 年起每年 1 次。②凡 40 岁以后手术者，术后 10 年起每年 1 次。③有慢性胆汁反流者，术后 10 年起每年 1 次。对内科治疗经久不愈或有重度瘢痕形成的慢性胃溃疡、胃多发性息肉、直径大于 2 厘米的单发性息肉及重度不典型增生，因有高度癌变倾向，可采取手术治疗。

（六）食管癌预防

1. 一级预防

（1）改变喜食霉变食物的习惯：少吃或不吃霉变食物，

特别是霉变酸菜、窝窝头。霉变的食物，一方面产生真菌毒素或代谢产物；另一方面促进亚硝胺的内合成，是导致食管癌的主要病因。多吃新鲜蔬菜或补充维生素C可阻断体内亚硝胺的合成，可使胃内亚硝胺含量降低，从而降低了胃内亚硝胺的暴露水平。补充核黄素和烟酸能使食管癌的发病率降低15%。推广微量元素肥料，纠正土壤缺钼等微量元素的状况。应用中西药物和维生素B_2治疗食管上皮增生，以阻断癌变过程。积极治疗食管炎、食管白斑、贲门失弛缓症、食管憩室等与食管癌发生相关的疾病。易感人群监视，普及防癌知识，提高防癌意识。

（2）加强饮用水的卫生管理：改良水质，减少饮水中亚硝酸盐的含量。

（3）遗传致病因素的预防：有食管癌家族史的，应加强同代人群的监测工作。患者为男性，就加强男性监测，特别是49岁前的人群。患者是女性，就加强女性监测，特别是50～69岁的人群，并且应把三代人中发生过两例或两例以上食管癌死亡的家庭，当做危险家庭，对这些家庭中40～69岁的成员当做风险人群，定期体检，提供预防性药物或维生素，劝导其改变生活习惯等，对降低食管癌发病率具有一定的积极意义。

2. 二级预防

将高发区年龄在35岁以上，有食管癌家族史，或存在食管上皮增生的患者定为高危人群，予以重点监测，并且对食管癌高发区 35 岁以上的居民尽量予以普查。

（七）乳腺癌预防

目前，比较确定的高危因素包括未婚和未生育、初产年龄大于 35 岁、未哺乳、月经初潮较早（＜12 岁）、闭经较晚、一级亲属中有乳腺癌病史、有一侧乳腺癌病史、乳腺囊性增生病伴上皮细胞中度和重度不典型增生（尤其是细胞有异性、长期服用雌激素类药物）等。

1. 一级预防

（1）研究认为，高脂肪饮食与乳腺癌的发生有一定的关系，因此应减少脂肪类食物的摄入，如肥肉、奶油、黄油、蛋黄等，少食油煎、油炸食品。此外，减少饮用过量的咖啡和含有咖啡因的饮料，避免抽烟。平时应多食绿色蔬菜、水果等维生素含量丰富的食物。

（2）保持良好的精神状态。工作紧张、精神压力过大、生活节奏紊乱等可引起内分泌失调、免疫力下降，有利于肿瘤的生长，因此应当合理安排工作、生活和娱乐。经常放松自己，多参加体育锻炼和社会活动，可以调整生活节奏，减轻精神紧张和心理压力。

（3）避免大量长期服用雌激素。

2. 二级预防

经常进行乳房自我检查。成年女性应当经常进行乳房自我检查，一般每月 1 次较好，乳腺癌一旦发现不同于平时的情况，应该及时到医院就诊，请医生排除乳腺癌。40 岁以上的妇女应每年进行 1 次临床体格检查和乳腺钼靶摄片，以便发现早期病变。

（八）宫颈癌预防

1. 一级预防

（1）不要吸毒、吸烟、酗酒。

（2）注意性卫生，平时应注意外阴及内裤的清洁，注意经期卫生。

（3）有性生活的女性应该保持干净、清爽的床单。

（4）改变不良的生活方式，高脂肪、高热量的食物加上缺少运动，对人们的身体健康非常不利。

（5）女性日常预防宫颈癌，真菌易在潮湿、温暖的环境中生存，因此应该穿着透气、宽松的纯棉内裤，可以防止真菌的发生。

（6）多食蔬菜及水果，各类生菜、深绿色蔬菜及水果，也对不同癌症具预防效果。

（7）积极治疗中、重度宫颈糜烂，及时诊断和治疗 CIN，可以阻断宫颈癌的发生［CIN是一组疾病的统称，它包括宫颈不典型增生及宫颈原位癌。由于人乳头瘤病毒（HPV）持续感染所致癌前病变在相当长时期是可逆的，由癌前病变发展到浸润期，需8~10年，甚至20年。］

2. 二级预防

定期开展宫颈癌的普查、普治，每1～2年1次，做到早发现、早诊断和早治疗。凡30岁以上至妇科门诊就诊者，应常规做宫颈刮片检查，有异常者应进一步处理。

（九）肺癌预防

1. 一级预防

（1）个人控制吸烟，要远离吸烟环境，避免被动吸烟。

特别是患慢性支气管炎的吸烟者一定要戒烟。公共场所禁止吸烟。

（2）坚持有氧运动，每周4～5次，每次20～30分钟；低脂饮食，控制体重在标准范围内，多吃新鲜的蔬菜、水果，不吃腌制食品、熏制食品、烧烤食品、霉变食品和隔夜菜。

（3）平时多饮水，天气变化时注意保暖，增强体质，避免呼吸道感染。

（4）远离放射物。对开采放射性矿石的矿区，应采取有效的防护措施，尽量减少工作人员受辐射的量，对暴露于致癌化合物的工人，必须采取各种切实有效的劳动防护措施，避免或减少与致癌因子接触。

（5）避免室内烟尘和装修污染，并注意厨房的排风良好。

（6）积极防治慢性支气管炎。

2. 二级预防

重视早期肺癌筛查，特别是长期吸烟，男性年龄大于45岁者；直系亲属有肺癌者；工作和生活环境中存在致癌因素者；慢性支气管炎、肺气肿、肺结核患者。

（十）鼻咽癌预防

1. 一级预防

（1）尽可能地避免接触污染较重的外界空气环境，因为鼻咽部是外界空气进入肺部的必经之路，有害的气体进入肺部之前首先侵害鼻咽部。

（2）戒掉烟酒。

（3）注意饮食结构，不要偏食，要多吃蔬菜、水果等含有大量维生素的食物，少吃或不吃咸鱼、腌肉等，因为其中含有致癌物质——亚硝胺。

（4）积极治疗鼻腔及鼻咽部炎症、溃疡等疾病；对于反复出现治疗效果不佳的鼻塞、鼻出血、流涕等症状不要轻视，应尽早到正规医院就诊。

2. 二级预防

鼻咽癌高发地区和有鼻咽癌家族史的人，应进行鼻咽癌普查，EB 病毒检测可以作为普查的一项指标，约 80% 的鼻咽癌患者 EB 病毒检测阳性。

EB 病毒，又称人类疱疹病毒 4 型，是多种恶性肿瘤（如鼻咽癌）的病因之一，它主要感染人类口咽部的上皮细胞和 B 淋巴细胞。在中国南方鼻咽癌患病人群中大多都能检测到有 EB 病毒基因组。

（十一）白血病预防

1. 一级预防

（1）避免接触某些致癌物质，做好职业防护及监测工作，如在生产酚、氯苯、硝基苯、香料、药品、农药、合成纤维、合成橡胶、塑料、染料等的过程中，注意避免接触有害、有毒物质。避免接触过多的 X 射线及其他有害的放射线。对从事放射工作的人员需做好个人防护。孕妇及婴幼儿尤其应注意避免接触放射线。

（2）慎重使用某些药物，如氯霉素、保泰松、某些抗病毒药物、某些抗肿瘤药物及免疫抑制剂等。

（3）防治各种感染，特别是病毒感染，如西班牙流感病毒、甲型 H1N1 流感病毒、禽流感病毒、艾滋病病毒等。

（4）装修住宅最好选用符合环保要求、对人体无害的材料，入住前最好开窗通风1周以上，请室内环境监测部门进行监测，合格后再入住，一旦出现不明原因的出血、低烧、关节痛、头晕等症状就要到医院进行检查。

2. 二级预防

对白血病高危人群应做好定期普查工作，特别注意白血病警号及早期症状。

十、老年人预防癌症

（一）老年人癌症发病率高的原因

先从内因看。随着年龄的增长，老年人身体内的五脏六腑、四大组织、八大系统均会出现程度不同的功能减退甚至衰竭。使人体对致癌因子的抵抗力减弱，或对致癌物质的“易感性”增加。特别是与癌症发生、发展关系最密切的人体内分泌系统和免疫系统发生退行性变化后更易患癌。作为免疫系统主要腺体的胸腺随着年龄增长，逐渐萎缩，胸腺素分泌减少，于是依赖胸腺的T细胞繁殖速度缓慢，数量下降。具有杀伤癌细胞功能的T细胞减少，使癌症的致病率增加。再者，老年人本身早已存在的慢性气管炎、胃炎和溃疡病、前列腺炎、肠炎、宫颈炎症等，是发生肺癌、胃癌、前列腺癌、大肠癌、宫颈癌等的可能因素。

再从外因看。年龄越大，接触致癌因素的机会也越多，而致癌因素对机体带来的影响也就越大。如吸烟的人，吸烟的年限越长，患癌的可能性当然也就增大。

有资料统计，老年人较多见的癌症有 14 种：胃癌、食管癌、肝癌、宫颈癌、肺癌、肠癌、白血病、鼻咽癌和乳腺癌、颅内恶性肿瘤、淋巴瘤、膀胱癌、阴茎癌、绒毛膜癌。

（二）老年人预防癌症的方法

1. 一级预防

首先，从中青年开始预防。因为癌症有一个潜伏期。致癌物质进入人体后，要经过 5 年、10 年、20 年的发展，癌症才出现症状。60 岁以上的老人就得从 40 岁、50 岁、55 岁开始预防，才能避免在 60 岁以后发生癌症。

其次，针对老年癌症的特点做好预防。

其特点是：

（1）隐匿性癌较多。这是指生前未能被发现，也非致死病因的癌肿。隐匿性癌的发生率一般为 35%，而老人则达 56%，且随年龄增长而增高。其中，以前列腺癌、甲状腺癌、肾癌和结直肠癌尤为显著。

（2）多发性癌较多。多发性癌系指多个先后出现的各自独立的原发性癌，各癌之间不属转移或浸润扩展性质。小于 40 岁的人多发性癌的发病率仅 4%，而老年人尸检出率为 93%。

（3）以实体瘤为主。实体瘤，即是除了血癌外，人体所有器官的恶性肿瘤。有资料统计，我国老人中最常见的癌有 14 种：胃癌、食管癌、肝癌、宫颈癌、肺癌、肠癌、白血病、鼻咽癌、乳腺癌、脑癌、淋巴瘤、膀胱癌、阴茎癌、绒毛膜癌等。

（4）确诊时多属晚期。癌症老人进行尸检后发现。已有转移者高达 74.8%。

（5）临床症状多不典型。一些常见的老年病或衰老现象可掩盖肿瘤的存在。

（6）对治疗反应差。老年癌症的手术死亡率较高，对全身性化疗的耐受性差，容易出现严重的毒副反应。同时，像感染、肝肾损害等癌肿合并症也较常见，故预后不良。

针对性的预防方法：

第一，在“吃”字上下功夫。每天至少吃五种不同的蔬菜和水果，这是帮助抗癌的有效办法。《营养与癌症》杂志公布说，很少吃水果和蔬菜的人患癌的可能性比吃水果和蔬菜比较多的人高 1 倍。低脂饮食可以降低血清雌激素 15% 的水平，而雌激素是患乳腺癌的一个风险因素。多吃大蒜，可将胃癌的发病概率降低 60%。每天喝绿茶；吃饭细嚼慢咽；少吃糖；避免油炸食物；常吃坚果，以补充微量元素——硒。

第二，不要抽烟，或者戒烟。避免吸二手烟。

第三，加强锻炼，多做运动。据研究，每周至少要有 150 分钟低强度的有氧运动，或者 75 分钟中等强度的有氧运动。

有氧运动是指人体在氧气充分供应的情况下进行的体育锻炼，即在运动过程中，人体吸入的氧气与需求相等，达到生理上的平衡状态，运动时间持续 5 分钟以上还有余力的运动。

是不是“有氧运动”，衡量的标准是心率。心率保持在 150 次 / 分钟的运动量为有氧运动，因为此时血液可以供给心肌足够的氧气。因此，它的特点是强度低、有节奏、持续时间较长。要求每次锻炼的时间不少于 30 分钟，每周坚持 3 ～ 5 次。这种锻炼，氧气能充分燃烧（即氧化）体内的糖分，还可消耗体内脂肪，增强和改善心、肺功能，预防骨质疏松，调节心理和精神状态，是健身的主要运动方式。

有资料显示，每天饭后散步半小时，将减少一半患胰腺癌的概率。哈佛大学研究发现，如果每天坚持走路 1 小时，患大肠癌的概率将下降一半。大肠癌是比较常见的消化道癌症，坚持走路就可以起到预防的作用。经常让身体动一动，保持健康的体重，可以很好地降低患乳腺癌、前列腺癌、肺癌、结肠癌和肾癌等的风险。每天晒 15 分钟太阳。人如果不晒太阳会导致维生素 D 缺乏，就会增加患乳腺癌、结肠癌、前列腺癌、卵巢癌及胃癌的风险。但必须避免暴晒，在太阳恶毒时需要外出，记得涂抹防晒霜，带上遮阳伞或是宽边太阳帽，戴上太阳镜，以减少患皮肤癌的风险。

第四，无论退休干部职工，抑或丧失劳动力的年迈村（居）民，每天要快乐、轻松地生活。不要因为没人向你汇报请示工作、长大成人的儿女不像儿时那样听教育而有失落感。不要因为晚辈不在身边有孤独感。不要躺在功劳簿、成绩单上。不要对金钱斤斤计较。不要纠缠恩怨。要老有所乐，吃好、睡好、玩好。

2. 二级预防

老年人要随时注意身体动态，经常进行体检。多项研究发现，结直肠癌、前列腺癌、睾丸癌、皮肤癌和肺癌都可以通过早期筛查检测出来。50 岁以上人群接受结肠癌筛查可以使该病的死亡率降低 60%。体检不仅要进行查血、查尿等常规检查，还要做肿瘤的专门检查。每半年就应进行 1 次，因为肿瘤的发现往往以半年为一周期。这样，就能及时发现肿瘤，而尽快治疗。

如果直系亲属（父母、兄弟姐妹、子女）有过癌症，更需要在比较年轻的时候就做定期检查。

十一、儿童预防癌症

（一）儿童癌症发病率高的原因

目前，几乎所有的癌症都出现了发病年龄提前的情况。特别是儿童癌症患病率不断上升，已经居于儿童死因的第二位。据统计，从20世纪60年代至今，儿童癌症的发病率增加了25%，其中急性白血病、脑瘤、恶性淋巴瘤、神经细胞瘤及肝肿瘤比较常见，而白血病尤为多见，占儿童癌症的60%。在14岁以下儿童的死因中，癌症已上升至第二位。到专科医院里看看，小儿患癌症的例子随处可见：半岁的婴儿患肝癌，5岁的儿童患脑瘤，6岁的小儿患胃癌，11岁的孩子患骨癌。中国医科大学附属盛京医院肿瘤内科主任吴荣介绍："我们接诊的病人里，已经有4岁的肺癌患儿，5岁的肠癌患儿，这在过去几乎是不可想象的。"青岛一个只有13岁的女孩说肚子痛得很厉害，不敢走路，后来家人带她到医院检查，没想到竟然是胃癌。

新闻媒体也有过不少报道。例如，人民网四川频道转发2014年4月21日华西都市报报道："现代生活节奏快，很多年轻人都忽视了自身健康，加班、熬夜、吃快餐，这些都会影响免疫系统的功能，甚至诱发癌症。"成都市第一人民医院肿瘤科主任医师段萍说："我所收治的年龄最小的癌症病人仅有5岁。女童的母亲说没有患肝癌的家族史，孩子平时身体也很好，只是从小就爱吃方便面、火腿肠，也喜欢喝可乐，平常爱吃零食。在我们医院住了半年，可惜最后还是没有救治过来。"段萍说，小女孩之所以患肝癌，与这些不健康的饮食习惯不无关系。

中国经济网转发2015年2月5日水母网（烟台日报社创建的烟台市第一家大型新闻性地域门户网站）“山东烟台最小癌症病人仅2岁，年轻化趋势明显”的消息中，引用山东烟台毓璜顶医院肿瘤内科主任孙萍的话：“科里接诊的最小癌症病人是患上了生殖系统肿瘤的2岁儿童”。

因此，要遏制癌症年轻化趋势必须抓好儿童的预防工作。

同时，抓好了儿童的预防工作，也因为避开了癌症的潜伏期（一二十年）从而达到了降低中青年癌症发病率的目的。

诱发儿童癌症高发的原因有哪些?

1. 大龄生育

欧洲一项最新研究发现，至少有17%的病例与父母晚育、婴儿出生时超重等因素及出生后接触环境中的有害物质有关。研究还显示，大龄母亲会使她们的孩子患白血病及其他一些癌症的可能性增加。

2. 曝晒

紫外线可以引起皮肤恶性黑色素瘤及其他类型的皮肤癌，而紫外线的主要来源就是日光。据哈尔滨医科大学附属肿瘤医院皮肤科主任尤艳介绍，幼年时期受强烈紫外线照射时间越长，成年时期发生恶性黑色素瘤的概率就越高，在日光强烈的情况下，家长应该指导儿童在树荫下活动，同时用衬衫、太阳镜和帽子遮盖皮肤，并使用系数大于20的防晒霜，每天上午10时到下午 4 时之间，尽量不要外出。

环境污染和不健康的生活习惯是儿童癌症的主要诱因，如室内污染、放射性污染及常食用油炸、辛辣、羊肉串等致癌食物等。蔬菜、水果中残存的农药，预防禽类发病的抗生素等，都可导致儿童白血病增多，因此，应选择绿色食品，防范餐桌二次污染。

3. 超重

孩子出生时超重与白血病、肾癌和神经母细胞瘤等癌症有很大关系。后天因素如热能和营养摄入过度、生活习惯不良、运动量少是超重的重要原因。据不完全统计，35% 的癌症病例和 70% 因癌症死亡的病例，均有超重。

4. 豪华装修

儿童正处于身体的成长发育期，对外界环境侵害的抵御能力较弱，尤其是有些家装中甲醛等化学致癌物超标造成的严重污染，必然会导致儿童恶性肿瘤高发。据介绍，装修污染是儿童白血病的致癌因素之一，近 80% 的白血病患儿家中近期都曾经装修过，而且不少还是“豪华装修”。

5. 被动吸烟

患癌儿童的父亲，很多都是烟民。据了解，近 30% 的癌症死亡与接触各种形式的烟草有关。吸烟者患各种癌症的危险显著升高，同时，被动吸烟者较吸烟者本身受害更大，尤其是儿童，其解毒功能不健全，更易受侵害，被动吸烟的儿童长大后患癌症的危险性比未受烟草危害的儿童高。家长要避免孩子在成长期被动吸烟的情况发生。

最新研究结果显示，8% 的儿童癌症很可能与传染疾病的传播有关。英国研究人员发现，儿童白血病和脑瘤很多是由个人的遗传易感性和感冒、麻疹及流感等普通的传染疾病联合所致。

（二）儿童预防癌症的方法

1. 一级预防

（1）饮食应该科学合理，如鼓励孩子吃各类食物，特别是蔬菜和水果。科学家认为，如果婴儿吃橘子和香蕉等水果，能降低一半患白血病的危险，而在他们的饮食中加入咖喱调味品，也有保护作用。每周吃4～6 次橘子和香蕉，或饮用橘子汁的两岁以下的孩子，患血液癌症的概率很低。橘子和香蕉中富含的维生素C是防癌的重要物质。黄色咖喱调料也有抗血液性癌症的作用。在西方国家里，儿童患白血病的比例是1：100000，而印度患儿只是这个数字的1/10。

饭菜的比例要适当,不能只吃菜不吃饭,避免进食过多脂肪，并要养成口味清淡的习惯。饮食中脂肪摄入过多，纤维素摄入过少易患结肠癌、乳腺癌、前列腺癌；饮食中经常摄入腌制食品，如咸肉、咸鱼、咸菜，喜食重盐，少食新鲜的蔬菜、水果，三餐不按时，进食快，喜食烫食等易患胃癌；进食含有黄曲霉毒素的发霉食物，易患肝癌。进食发酵的酸菜易引起食管癌。

（2）从小培养孩子健康的生活习惯。日常尽量减少儿童与手机、电脑、电视等微波电器的接触时间，避免因儿童免疫力低下造成基因改变，从而诱发血液类疾病。

（3）要尽量减少家庭污染，保持儿童居室空气流通。家庭装修选择绿色环保材料，且在装修半年内避免儿童入住。

（4）年轻父母需注重自我保健。母亲应该注意怀孕期间避免不必要的有害物质，尤其是药物治疗、放射检查；保证必要的氨基酸和维生素的摄入。

2. 二级预防

重视早期筛查，特别是父母亲有癌症史或者母亲在怀孕期间患过病、吃过致癌药物的要定期检查，发现危险信号及时确诊。

十二、在防癌症恶化上下功夫

（一）早发现、早确诊

“早发现”即在癌症早期就发现。什么时候是癌症早期？专家认为，癌变细胞仅在原位或周围一定的范围内生长，尚未发生远处迁移或破墙闯入邻近器官时谓癌症早期。

癌细胞由于分化不成熟、生长较快，浸润破坏器官的结构和功能，并可发生转移，因而对机体影响严重，除了可引起局部压迫和阻塞症状外，还有发热、顽固性疼痛、严重消瘦、乏力、贫血和全身衰竭等。一旦出现这些症状，就到癌症晚期了。基于此，早期诊断有利于癌症的早期治疗，大大改善疾病的预后，提高生存率。比如胃癌，早期治疗后的5年生存率（即能生存5年以上的病例占该病人数的百分比）可达90%左右，而晚期治疗后生存率仅20%左右。

早发现、早诊断的最大难题是癌症早期无典型症状。值得庆幸的是，近些年，专家们已经发现癌症早期的“蛛丝马迹”，可以“捕风捉影”。比较一致的看法是，凡有下列症状，找不到病因，经过治疗又无效果，应考虑癌症。

1. 不明原因的消瘦

短时间内体重急剧下降往往是癌症的第一信号。骤然消瘦在乳腺癌和肺癌病人中最常见，其他还包括肝癌和肠癌等。如果不运动、不减肥，体重却莫名下降10%，应及时就医。

2. 频繁发热或感染

体内感染会导致发热，不明原因的持续发热则可能是淋巴癌等癌性病症的征兆。白血病还可能导致反复感染、疲劳、疼痛及其他流感样症状。

3. 体虚乏力

多种癌症都可能导致这种症状。如果睡眠休息充足，仍感觉虚弱和疲劳，就应看医生。

4. 喘息或气短

剧烈、明显的气短、胸痛或咯血有可能是肺癌症状。

5. 慢性咳嗽和胸痛

类似咳嗽或支气管炎的症状可能是白血病和肺癌的表现。胸口疼痛可能还会延伸到肩部、臂部。咳嗽和声音嘶哑超过6周，应考虑喉癌、甲状腺癌、食管癌或肺癌。

6. 腹胀腹痛

莫名腹胀应考虑卵巢癌。盆腔剧烈胀痛也可能是纤维瘤、卵巢囊肿及其他生殖系统疾病的共同症状。另外，饭后莫名胃痛或腹胀有可能是胃癌的征兆。

7. 慢性胃灼热

长期胃灼热（胃灼热）应排查是否由胃酸过多所致，再排查食管癌及肝癌的可能性。

8. 肠道问题

肠癌病人大便次数多，且有排不净的感觉。胰腺癌的早期症状是大便多而发白、奇臭。

9. 吞咽困难

吞咽困难多与食管癌和喉癌有关，吞咽困难有时也是肺癌的早期症状之一。

10. 黄疸

皮肤或巩膜（俗称眼白）突然发黄，主要考虑肝脏或胆囊疾病，但也可能是胰腺癌、胆管癌和肝癌的症状。

11. 异常肿块

乳房、睾丸、腹股沟、颈部、腹部、腋下或其他部位出现异常包块，应及时就医排查癌症危险。

12. 皮肤新斑点或黑痣变化

皮肤出现新的斑点、黑痣发生变化、皮肤疮口久治不愈，结痂但容易出血，应考虑皮肤癌。

13. 指甲变化

指甲下出现褐色或黑色条纹或斑点，应考虑皮肤癌。指端突然变大，指甲弯曲，则可能是肺癌的症状。指甲明显变白有时是肝癌的征兆。

14. 盆腔或下腹疼痛

有此类疼痛且伴盆腔沉重感，可能是卵巢癌症状。不孕女性，有卵巢癌、乳腺癌或结肠癌家族病史的女性，确诊患有乳腺癌、结肠癌、直肠癌或子宫癌的女性罹患卵巢癌的危险更大。

15. 长期原因不明的疼痛

出现莫名疼痛持续 4 周以上，应考虑骨癌或睾丸癌。

16. 异常出血

尿中带血既可能是尿路感染，也可能是膀胱癌或肾癌的症状。便血既可能是痔，也可能是肠癌的症状。女性月经周期之间的阴道异常出血可能是子宫内膜癌症状。吐血、咯血应考虑胃癌、食管癌或肺癌。过度淤血或出血不止则可能是白血病。

鉴于上述信号，并非某一种病所特有，更不是判断某种病的唯一根据，因此确诊还必须做全面检查。

癌症确诊的主要措施如下：

1. 常规检测

常规检测包括常规体格检查和常规检验、病理检查，如甲胎蛋白测定等，有较高的临床诊断价值。约有 75% 的肿瘤发生在身体容易发现的部位，故可经常检查而及早发现。

2. 特殊检查

对于某些难以确诊的肿瘤，可利用以下现代诊断技术进行检查。

（1）普通 X 线摄片：广泛用于头、颈、胸、胃肠、肝、肾、乳腺、泌尿系统及四肢骨科肿瘤的诊断，可明确肿瘤的部位、大小、浸润周围组织的范围，诊断准确率较高。

（2）CT（计算机 X 线断层摄影）：也属于 X 线检查的范畴，可发现 1 厘米大小的病变组织，图像清晰，分辨率高，诊断效果好，对肿瘤早期诊断有重要价值。

（3）磁共振成像（MRI）：成像分辨率高，尤其在胸、脑、肺、肝、胆等部位的成像清晰度超过 CT，还能观察到人体化学或生理变化。

（4）干板照相（静电摄影）：对软组织，特别是乳腺，其清晰度和对比度均超过普通 X 线平片，对乳腺癌及骨肿瘤的早期诊断有重要意义。

（5）放射性同位素诊断：对甲状腺、脑、肺、肝等处肿瘤部位、大小的诊断有较大的帮助。

（6）超声波：常用于检查脑、眼、乳腺、肝、胆、胃、子宫等器官的占位性病变，以及对胸腔积液、腹水、血管腔肿物、斑块的判断。对身体无损伤、无痛苦，通常直径 2 厘米的肿瘤即能探测出来。

（7）热像图：对乳腺癌早期诊断有一定意义。

（8）纤维电子内镜检查：可直视人体内食管、胃、肠、子宫等内膜病变部位、大小和性质。

（9）癌细胞检查：包括脱落细胞检查（如痰中找癌细胞）和肿瘤组织切片检查，对肿瘤诊断有直接的生物学和组织学意义。

（10）35 岁以上女性乳腺癌高危人群每年 1 次常规钼靶检查。年度健康体检应鉴别甲状腺结节是否癌变。

这里简单介绍读者特别关心的几种检查：

1. 肿瘤标志物

肿瘤标志物（tumor marker）是反映肿瘤存在的化学类物质。它们或不存在于正常成人组织而仅见于胚胎组织，或在肿瘤组织中的含量大大超过在正常组织里的含量。它们的存在或量变可以提示肿瘤的性质，借以了解肿瘤的组织发生、细胞分化和细胞功能，以帮助肿瘤的诊断、分类、预后判断以及治疗指导。

肿瘤标志物可以分为以下两类。

一类由肿瘤组织产生。包括：分化抗原；胚胎抗原（AFP 即甲胎蛋白，CEA 即癌胚抗原）；同工酶（NSE）；激素（HCG）如降钙素、绒毛膜促性腺激素、促肾上腺皮质激素；组织特异性抗原（PSA，freePSA）；黏蛋白、糖蛋白、糖脂（CA125 即癌抗原 125）；癌基因及其产物；多胺类等。

另一类由肿瘤与宿主相互作用后产生。包括：血清铁蛋白；免疫复合物；急性时相蛋白；同工酶；白细胞介素受体；肿瘤坏死因子等。

现分别叙述：

癌胚蛋白

细胞发生癌变时，出现去分化现象，一些关闭的基因被激活，重新分泌胚胎时期特有的蛋白，称为癌胚蛋白。

（1）甲胎蛋白（alpha-fetoprotein，AFP）：正常成人血清中含量为 5.8μg/L 以下，男性略高于女性。是原发性肝癌的最灵敏、最特异的肿瘤标志，血清 AFP 测定结果大于 500μg/L 以上，或含量有不断增高者，更应高度警惕。

（2）癌胚抗原（carcinoembryonic antigen，CEA）：为存在于结肠癌及胚胎结肠黏膜上皮细胞的一种糖蛋白。健康成年人血清中 CEA 浓度小于 2.5μg/L。胃肠道肿瘤时因极性消失，CEA 反流入淋巴或血液而使血清 CEA 升高，当 CEA 高于 20μg/L 时，则意味着可能有消化道肿瘤。

（3）胰胚胎抗原（pancreatic oncofetal antigen，POA）：是一种糖蛋白，正常人群血清中小于 7U/mL。胰腺癌的 POA 的阳性率为 95%，其血清含量大于 20U/mL，当肝癌、大肠癌、胃癌等恶性肿瘤时也会使 POA 升高，但阳性率较低。

肿瘤抗原

肿瘤抗原（carcinomic antigen，CA）是肿瘤细胞膜的结构成分，各不相同，为糖蛋白或糖脂，也叫糖类抗原（carbohydrate antigen，CA）。在特定肿瘤的诊断方面具有较高的准确性。

（1）CA153：由分泌性上皮细胞（如乳腺、肺、胃肠道、子宫的）分泌，正常人排泄物中也可检出。此抗原虽然没有器官和肿瘤特异性，在乳腺癌、肺癌、前列腺癌、卵巢癌和胃肠道癌中指标均有升高（大于 30U/mL），但可作为监测乳腺癌患者术后复发的最佳指标。在其他乳腺疾病和部分孕妇（约 8%）中 CA153 也有升高。

（2）CA199：是一种糖脂，正常人血清中小于 37U/mL，85% ～ 95% 的胰腺癌患者该项指标较高。手术切除肿瘤后，CA199 浓度会下降，如再上升，则可表示复发。结直肠癌、胆囊癌、胆管癌、肝癌和胃癌的阳性率也会很高，若同时检测 CEA

和 AFP 可进一步提高阳性检测率。

（3）CA125：是上皮性卵巢癌和子宫内膜癌的标志物，正常人血清中小于 35U/mL。胰腺癌、肝癌、乳腺癌和子宫内膜炎、急性胰腺炎、腹膜炎、肝炎、肝硬化腹水也可使 CA125 升高，CA-125 升高还与肿瘤复发有关。

（4）CA50：正常人血清浓度小于 20U/mL。一般认为，CA50 是胰腺和结、直肠癌的标志物。

（5）PSA：前列腺特异性抗原（prostate-specific antigen），是前列腺癌的特异性标志物。正常男性 PSA 含量小于 2.5μg/L。

酶类标志物

肿瘤状态时，机体的某些酶活力或同工酶谱将发生改变，因此，检测血清中某些酶的活性是否异常、同工酶谱是否发生改变，也是肿瘤诊断的重要途径之一。

（1）前列腺酸性磷酸酶（prostatic acidphos phatase，PAP）：前列腺癌 PAP 正常或轻度上升。已转移的前列腺癌患者 PAP 活力增加可达正常值几十倍。胃癌、结肠癌、乳腺癌、甲状腺癌、肾癌、卵巢癌、何杰金氏病、多发性骨髓瘤患者的血清中酸性磷酸酶可有中度升高。

（2）乳酸脱氢酶（lactate de hydrogenase，LDH）：LDH 在恶性淋巴瘤、白血病、卵巢癌患者血清中异常增高。

（3）α-L 岩藻糖苷酶（α-L-fucosidase，AFU）：是一种

溶酶体酸性水解酶，是原发性肝癌的一种新的诊断标志物。原发性肝癌患者血清 AFU 活力显著高于其他各类疾患（包括良、恶性肿瘤）。

（4）碱性磷酸酶（alkaline phosphatase，ALP）：为糖蛋白，在肝、骨和胎盘组织中合成，是检测原发性骨癌和肿瘤向肝、骨迁移的标志物。

（5）γ-谷氨酰转肽酶（γ-glutamyl transpeptidase，γ-GT）：为原发性肝癌所特有，对 AFP 阴性肝癌的诊断有一定参考价值。

（6）神经元特异性烯醇化酶（neuron-specific enolase，NSE）：烯醇化酶是糖酵解的关键酶。有 5 种同工酶，NSE 为神经元和神经内分泌组织特有，是神经母细胞瘤和小细胞肺癌的标志物。

（7）谷胱甘肽 S- 转移酶（glutathioneS-transferase，GST）：GST 有三种同工酶（α、μ、π），其中 GST-π 可作为消化道恶性肿瘤的标志物。

（8）端粒酶（telomerase）：是一种反转录酶，可修补端粒序列。在正常机体中除了少数干细胞和生殖细胞外，体细胞中端粒酶均处于失活状态，但是几乎在所有肿瘤细胞中均可检测到此酶的活性，因此端粒酶可作为肿瘤标志物。

（9）其他酶：如醛缩酶、半乳糖转移酶、碱性磷酸酶、5' 磷酸二酯酶等的同工酶也可作为某些肿瘤的标志物。

激素

非内分泌癌组织中出现激素样物质，称为异位激素。内分泌腺癌使分泌的激素增加，称为原位激素异常。这两种情况均可作为肿瘤诊断的依据。

（1）降钙素（calcitonin，CT）：是由 32 个氨基酸组成的多肽激素，甲状腺髓样癌、肺腺癌及小细胞肺癌的病人，血清 CT 明显升高。血清 CT 过高应高度警惕早期肺癌的可能。乳腺癌、肝癌、肾癌、前列腺癌、胰腺癌、上颌窦癌、膀胱癌等亦可见 CT 升高。

（2）人绒毛膜促性腺激素（human chorionic gonadotropin, hCG）：是由胎盘滋养层细胞所分泌的一类糖蛋白类激素，在妊娠和患绒毛膜上皮癌时，hCG 明显增高。hCG 还会在患乳腺癌、睾丸癌、卵巢癌时增高。当子宫内膜异位症、卵巢囊肿等非肿瘤状态时，hCG 也会增高。

（3）其他激素：人胎盘催乳素（HPL）、促肾上腺皮质激素（ACTH）、生长激素（GH）、甲状腺旁激素（PTH）等。

血浆蛋白

蛋白质肿瘤标志是最早发现的标志物。这类标志物特异性稍差，但检测方法相对比较容易，常做常规检测项目。

（1）β_2-微球蛋（β_2-microglobulin，β_2-MG）：临床上用于证实淋巴系统肿瘤，如白血病、淋巴瘤、多发性骨髓瘤。

其水平与肿瘤细胞数量、生长速率、预后及疾病活动性有关。

（2）铁蛋白（ferritin，Fer）：在多种癌症患者血液中，均有不向程度的阳性率，肝癌患者的阳性率在 70% 以上，所以可辅助诊断肝癌。此外，在进展性乳癌患者铁蛋白水平也有显著提高，且与病程有关。

（3）本周蛋白（Bence-Jonesprotein，BJP）：是多发性骨髓瘤的典型标志物。

2. 影像学检查

最常见的是 X 线摄像，它成本低廉，但提供的信息比较有限；CT 是更常用的检查手段；此外，还有 PET/CT 检查和磁共振成像。对早期癌症筛查来说，CT、X 线及超声检查最为常见。磁共振成像有其自身的优势，如在脑部检查时可以提供丰富的信息，有助于诊断。对于乳腺检查，还有专门的钼靶检查成像。

3. 内镜检查

如检查肠胃的肠镜、胃镜，诊断鼻咽癌的鼻咽镜等。内镜可以直接观察到人体内丰富的信息，如形态、色泽、纹理。如果能发现病变，还可以同时采集某些组织，为进一步做病理活检提供帮助，可以为临床诊断提供更加准确的信息。

4. 病理诊断

病理诊断可了解肿块良、恶性质，判断癌肿预后，对进行癌症分类、分级、分期及命名提供直接帮助，为临床治疗提供依据。因此，病理诊断对癌症病人来说，是最重要的诊断内容，不可忽视。有专家认为，病理诊断是癌症早期诊断的“金标准”。

病理诊断包括细胞病理学和组织病理学两大部分内容。

细胞病理学是以癌肿部位的细胞为材料进行病理检查诊断。它方法简单，便于开展，经济实用，诊断阳性率也较高，是目前进行食管癌、宫颈癌诊断的主要方法。临床上细胞病理学诊断是通过对浅表部位的癌肿，或有腔道与外界相通的自然分泌物，进行直接刮片或涂片检查的方法。对无分泌物的深部癌肿，也可借助穿刺法采取标本后再进行涂片检查。细胞病理学诊断可以用于鼻咽癌、肺癌、食管癌、贲门癌、胃部、肝癌、肾癌、前列腺癌、乳腺癌、宫颈癌、皮肤癌等。

组织病理学是将切取或切除的病变组织进行病理学检查、诊断。由于组织病理标本较大，可以有目的地选择最可疑的部位进行多次病理切片检查，诊断符合率明显高于一般方法，是病理检查的主要项目。组织病理学检查法可用于一切增生性癌肿，使用范围极为广泛。组织病理学的病理诊断还可用于癌症手术的术前、术中、术后病理诊断中，能为手术治疗提供有价值的诊断依据。

病理诊断虽然诊断价值最大，但也不是万能的，也有漏诊、误诊的可能，与病理医生的经验、标本取材的好坏等有直接关系。还因为癌症的复杂性、多样性，同一部位可有不同的形态变化，而不同的癌肿又可表现为极其相似，因此，增加了诊断的难度，导致失误。所以，在做病理诊断的同时，还要结合临床具体分析，以减少误诊、漏诊。例如，肺癌病理诊断，第一种是细胞学诊断，即把临床提供的病人的各种标本（如痰液、支气管灌洗液/刷片、胸腔积液、心包积液、腹水等）制成细胞学涂片，然后通过显微镜观察，查到癌细胞而明确诊断。第二种是组织病理学诊断，即通过从病人体内取到小块组织或部分肺标本，如支气管活检、肺穿刺活检、胸膜活检、淋巴结活检及手术切除肺标本等，从而明确肺癌诊断。相对于细胞学诊断，组织病理学诊断更准确。

5. 基因检测

简单地说，就是通过从人体血液、唾液等样本提取 DNA，通过基因芯片技术或超高通量 SNP 分型技术，对 DNA 分子的基因信息进行检测，查看是否存在基因突变，并从中分析出包括疾病风险、精准用药等方面的信息。这是一项新兴高科技，不仅有利于精准预测患癌风险、进行精准预防，而且有利于医生制定一套科学的防治方法。

6. 其他检查

其他零零散散的检查方法可以归入此类，如宫颈癌的细胞涂片检查、直肠癌检查的肛门指检。

还有个值得我们注意的“假阳性”和“假阴性”问题，即不是癌症的病人，被诊断成癌症了；或者本来出现了病变却没有查出来。

（二）精准治疗

精准医疗（precision medicine）是新型医学概念与医疗模式。其本质是通过一定技术和方法寻找到疾病的原因和治疗的靶点，对病人进行个性化精准治疗以提高疾病诊治与预防的效益。

西医治疗癌症的传统观念，是完全消灭癌细胞。在这种治疗理念下，往往造成不合理治疗，甚至过度治疗，不仅解决不了癌症问题，反而会人为地加剧癌症进展。

对于传统医药治疗癌症，不少人认为效果不可靠、来得慢，更有甚者，视传统医药治疗癌症是“伪科学”，因而当某人一旦被确诊为癌症，常常先到大城市的大医院请著名西医大夫治疗，只有在西医感到无法治而宣判其“死刑”后，才以“死马当活马医”的态度，试用传统医药。

癌症病人和其家属出于生存欲望强烈，有的人只要听说某人会治、某药能治，即便倾家荡产也要去求治，甚至认为价格越贵的药越好，于是出现乱投医、滥用药。

从精准医疗角度来讲，癌症治疗就要克服上面讲的三种不良倾向，遵循“综合治疗，个体化方案”的原则，采取“中西结合”的方式，按照每种癌症许多不同的特点、病人的年龄和身体状况，实现精准治疗。

前面就自我预防癌症发生和预防癌症恶化方面，讲了有关知识，并列举了一些例子。现转载天津医科大学肿瘤医院胰腺肿瘤科郝继辉大夫“个人网站”分享一个患有胰腺癌病人，与病魔斗争6年后的感悟，作为癌症病人自我预防癌症恶化部分的小结。

《一位患胰腺癌6年病人的自述》

发表者郝继辉的话：这是一位胰腺癌病人，与病魔斗争6年后的感悟，分享给各位病人，希望各位病友能从中有所启发！

时至今日，患病6年。回想当初“3～6个月”的“宣判”，庆幸之余，感慨良多。

6年的时间虽不算长，但在癌症病人看来已是相当长的时间了，更何况是胰腺癌病人。甚至一些早期知道我得病的医生和不经常联系的朋友，后来听别人谈到我时竟惊讶地问道：他还活着？这句脱口而出的话虽然不那么讲究，但那真实的惊讶是可以理解的。

作为病人，几乎所有人都希望借鉴前人的经验。我希望，我的这些真实的经历和真诚的表述，能够对癌症病人在与疾病抗争中有所帮助。哪怕是一点启示，也算我没白得这个病，没白经历一回。

“吓死了”和“治死了”

作为一个病人，适应这个角色还真需要一个过程。我是

2007年5月28日在新疆发病的，入新疆军区总医院后被初步确诊为胰腺癌（晚期）。随后转院到中国人民解放军总医院（301医院），不久又转院到北京协和医院。

6月2日，当中央电视台播放黄菊同志逝世消息的时候，正是我住进北京协和医院的第二天。当时一家人正在吃晚饭，我爱人急忙关了电视机。虽然大家没有明说，我还是能感觉到这次的病很重。

家人的隐瞒是可以理解的，因为"很多癌症病人是被吓死的"这个观点给了他们很大的压力。

病人被癌症吓死，无非是恐惧和心理负担过重导致疾病加重。而恐惧和心理负担往往来自认识的偏差，即对癌症的认识不科学、不正确。比如，认为癌症就是不治之症。已经有无数的事实证明，癌症只是一种慢性病，只要治疗得当，大多数的癌症病人都能像正常人一样生活；得了癌症就要承受大量治疗，其实有些癌症病人刚发现时体征并没有什么异常表现，是过度治疗后人变得越来越瘦弱了。一些发现较晚的，癌症已经使病人消耗了许多，再接受过度治疗，势必造成病人体力不支。如果能够使癌症病人首先做到科学和正确地认识癌症，消除恐惧，"吓死了"的比例会大大降低。

为了病人不被癌症吓死，人们常常采取隐瞒病情、说假话、做假病历等方法。但病人一般都是很敏感的，隐瞒不可能持久，如果是郁闷加猜疑转化为抗拒，其治疗效果一定是最差的。因此，我不赞成隐瞒病情的做法。许多高明的医生也不采取这种方式。我的病情就是协和医院赵玉沛院长向我说明的，他不但解释了病灶现状，也说明了常规治疗方法，即首先考虑手术。虽然由于肿瘤生长部位的原因手术很难做，但“艺高人胆大”，他还是决定应该做。我表示同意，并签了字。

在准备手术的过程中，我跟医生提了个要求，让我见见以前胰腺癌术后的病人，我想跟他们聊聊。

五天过去了，谁也没帮我找到手术后还活着的胰腺癌病人，于是我犹豫了。如果手术后的存活率很低，我宁可选择不手术的保守治疗方法。拒绝手术后，我转院到了一家肿瘤专业医院。在化疗和放疗科室的嘴仗中（他们都说自己的方法更好，而对方不好），我最终选择了放疗的同时配合口服化疗药物。做治疗前医生告诉我，必须把身体养得棒棒的，因为治疗是消耗性的。于是，我选择了运动量不大但适合我的高尔夫运动。

在开始治疗前，我可以轻松打完 18 洞，行走 10 千米左右，但治疗开始后第五天，我在病房里去洗手间要扶墙走。医生告诉我，现在只做了 5 次，这样的治疗总共需要 21 次！全部做完之后，肿瘤不会长大。我听了之后非常失望：“如果这样消灭肿瘤的话，还有一个更简单的方法，就是把我杀了。”

不知自何时起，在癌症治疗中普遍存在着过度治疗的习惯。

这也是我所思考的“治死了”的问题。在病人方面，由于得了癌症，不管是本人还是家属，往往都心急如焚，饥不择食的现象普遍存在。到处求医问药，难免治疗过度。患病后，别人劝其坚强，病人只能硬挺，期待奇迹出现。就是在这样的情况下，过度治疗被掩盖了。

在医院方面，从手术到放、化疗，都有着加量的情况。人们愿意接受的逻辑是：因为癌症是绝症，一定要抓紧治、尽量治，宁可过之而不能不及。

“吓死了”和“治死了”，这两种发生在医院的社会现象，至今还普遍存在于癌症治疗过程中。

与肿瘤同归于尽我不认可，看来我得另想办法了。于是我又坚持了 2 次，总共做了 7 次放、化疗就坚决出院了。

我所理解的“与瘤共存”

放弃放、化疗后，我对肿瘤的认识有了根本的改变。

在肿瘤医院住院期间，我逐渐了解和认识了西医对于癌症的“三板斧”（即手术、放疗、化疗）和“一绝招”（斩尽杀绝）。对我而言，手术不适宜，放弃了；放、化疗反应太大，效果不好；而对癌症“斩尽杀绝”的话，可能肿瘤还没怎么样我先不行了。

当时我的说法是：“只要肿瘤不要我的命，那我也可以不要它的命，和平共处，与癌共存”，事后得知，医学界也有了这样的观点，取名“带瘤生存”。

“与癌共存”最初都是迫不得已的，但如果停留在迫不得已的阶段，往往不会长久，总会受到“斩尽杀绝”的影响而采取极端措施，最终还是病人受难。

我的博士生导师当年得的是肺癌，本来控制得挺好，但家属和一些朋友只把癌症当敌人，认为应乘胜追击把它彻底消灭！于是又去做了一种放射治疗，结果走着进的医院，抬着出的医院，直到没过多久去世再也没站起来。

如果把癌症当一个必须接受的朋友来对待，研究分析和掌握它的规律，想方设法与之和谐相处，就一定能够长期共存。

“与癌共存”的真谛在于长期共存，越长越好。因此，不应该简单地把它看成迫不得已的权宜之计。

治病不停，选择不止

有了打“持久战”的心理准备，接下来面临的难题就是：如何治疗最合适？

患病以来，我先后去过新疆军区总医院、中国人民解放军总医院、北京协和医院、中国医学科学院肿瘤医院、上海民生诊所、北京军区总医院、中日友好医院、美国约翰霍普金斯医院、中国人民解放军第四一一医院、北京安贞医院、北京大学第一医院、上海瑞金医院、解放军第二军医大学、广州中山大学附属肿瘤医院等。先后接触的医学专家包括中西医癌症专家、内外科胰腺疾病专家、糖尿病专家、冠心病专家、免疫学专家、放射线医疗专家、微创治疗专家等。

6年的实践告诉我，治病过程就是不断选择的过程。选择医生、选择医院、选择医疗理念、选择治疗方案。治病不停，选择不止。

手术、放疗、化疗这“三板斧”既然不认同，那中医如何呢？辗转北京、上海、中国香港、中国澳门等地，我先后拜访了数十位中医大夫。有白发苍苍的老者，也有年富力强的中年骨干，还有比较年轻的优秀分子。他们大都是人们口碑相传的名医。经过分析，我对中医形成了大致的分类。

一类是“祖传式坐堂大夫”，其特点是有秘方，下猛药，排斥其他医生。治好了说不清，治死了不负责任。或许有一两例治好的同类病例，大肆宣扬；但可能有更多的治死的病例，只字不提。这种类型不靠谱，我不敢用。

第二类是“官办中医”，其特点是作为西医的附属，根据西医治疗癌症的情况辅助做些事情。你要问他：中医能不能独立治疗癌症，他毫不犹豫地回答：不能！这种类型的我也没有用。

第三类我取名叫“科学中医”，其特点是不排斥西医，当然也不排斥其他中医，又不依附于西医，在熟悉西医的基础上，中西医结合以中医为主。最好这类中医中有治疗胰腺癌经验的，就完全符合我的要求了。

按照这个标准，同事向我推荐了上海中医药大学博士生导师何裕民教授。何教授对医学哲学很有研究，比如他认为，治疗癌症必须要有病人的理解和配合，中医完全可以治疗癌症而且有很多效果很好的例证，西医的“过度治疗”和中医的“以毒攻毒”的确是当前治疗中存在的问题，现状和事实是胰腺癌的手术和放、化疗效果都不尽理想，以及“带瘤生存”的理念，等等。

谈话结束后，我决定按这位大夫的办法试试。我接受了系统的中医治疗，在何裕民教授的提议下，我选择到解放军某医院接受伽马刀治疗。幸运的是，并不是对人人都有效的伽马刀治疗，在我身上效果还不错。我先后做过 3 次伽玛刀治疗，2 次转移灶，1 次原发灶。现在，转移灶已消失，原发灶明显萎缩且无活性。

选择医院和医生是病人的权利，我认为，一般较大一点的病，都应该有至少两类医生：西医和中医，西医之中最好还应有各个相关专业的专家。这样取长补短，最为合理。

医生和病人因病而结识也是一种缘分，不过医生也是普通人，也会遇到他们无法解释的时候，在健康这条路上，我们都是求知者，需要不停探索，偶尔会有失误，但仍然需要积极向前。

三种能力和七大要素

我认为，像癌症这样的重病，一般都是由综合原因导致的，因为少考虑了一两项因素而治疗失败是非常可惜的。比如，只注意了饮食，却忽略了思想情绪控制，结果总是想不通自己怎么就得了癌症？——整天着急上火，治疗急于求成，尽管吃得很健康，癌症也会发展得很快。

我的体会是：打针、吃药是治病，而生活规律、体育锻炼、控制饮食、调整心态也是治病。

也正是因为患病的原因，我才开始对健康问题进行思考。我发现，体力、免疫力和恢复能力这三种力对人的健康至关重要。

药物、保健品、体育锻炼都能提高免疫力。但免疫力看不见、摸不着，它表现在哪里呢？

在我看来，主要表现可能就是我们俗称的体力。没有体力，浑身没劲一定是正气不足，免疫力低下了；相反，体力充沛、劲头十足一定是免疫力强。体力可以表现在许多方面，如面色、声音、精神状态、力量，等等。还有一个非常重要的能力就是恢复能力。年龄稍大一点的人都有这样的体会：一天下来，感觉很累，休息挺长时间之后仍然难以恢复。回想年轻时，一天不管多累，但是第二天早晨起来，精神饱满、浑身是劲，又是一条好汉。这就是恢复能力的差异。

如何才能健康，是一个经常让人们困惑的问题。我的体会是，健康有七个重要的因素，这也是实现健康的最重要条件。

第一要素是基因。基因好，身体素质就好，不但抗病能力强，而且恢复能力也强。尤其对于癌症病人，如果直系亲属中患有癌症，那你就要早做癌症筛查了。

第二要素是心态。心态除了通过影响饮食、睡眠外，也会影响到人体的某些器官和功能的状况，使它们发生一些不利于健康的变化。

第三要素是运动。我之所以把运动排在后面几项的前面，主要是因为运动会促进饮食，会促进睡眠，能减少医药和使之更加有效，有助于人的规律生活并使其养成良好习惯。

第四要素是睡眠。睡眠之于健康的重要性，我认为主要是源自前述的“恢复能力”。作为健康的最重要标志，恢复能力的实现途径主要靠睡眠。

第五要素是饮食。人的能量消耗全靠饮食来补充。常言道：人是铁，饭是钢。从补充能量角度重视饮食对健康的作用无需多说。但“病从口入”恰恰说明，损害健康的东西往往来自饮食。

第六要素是医药。医药之于健康在于治病。我们了解一些医药知识，尤其是针对自己的健康状况，学习掌握一些必要的医学知识和药物知识，对于防止意外、应急处理，以及建立信心和保持健康都大有好处。

第七要素是习惯。包括饮食问题、运动问题、睡眠问题。这些问题在前面几个要素中都说到了，不再啰唆。还有一个重要问题是生活规律，特别提出来。规律生活是健康的重要前提和保障。养成良好的生活习惯，不但对自身健康有利，还可以言传身教，对子女和亲友起到很好的示范效益。

也许，这就是癌症教会了我如何维护健康吧！

十三、防癌是全社会的事

疾病无国界。实现人人享有健康是人类共同的美好愿景。

预防不得癌症、预防癌症恶化既是全人类的大事、急事，又是涉及方方面面的系统工程，需要世界各国并肩作战，全社会共同承担责任。

从全球来看，早在 1971 年，时任美国总统的尼克松就提出“抗癌战争”。2016 年年初，美国总统奥巴马宣布发起抗癌“登月计划”。要求在现有基础上，两年内再为抗癌研究注入 10 亿美元的资金，目标是让癌症研究的相关进展速度翻一番，在 5 年内取得原本 10 年才能取得的成果。领导这一项目的美国副总统拜登在一篇解释性文章中说，癌症研究学界在这个问题上基本达到共识，“我们处在转折点上，科学已经准备就绪”。他还表示，过去 10 年中，医学界在基因组学、癌症免疫疗法、病毒疗法和联合疗法等方面取得了“惊人进步”，而摆在人们面前的任务是要打破一些屏障，尽一切努力加快癌症研究的进展速度。由癌症专家组成的美国“蓝丝带顾问咨询委员会”建议，抗癌“登月计划”应在免疫疗法、数据共享和建立患者网络等十大领域重点投资，加快癌症研究。可以说，奥巴马政府再提抗癌“登月计划”，让人们看到了战胜癌症的曙光。

不仅美国，近年来其他发达国家也加大了对抗癌研究的投资。比如，德国早在2012年就正式成立“癌症转化研究联盟”。该联盟由德国癌症研究中心和其他7家院校合作设立，构成德国癌症研究的强大网络，旨在进一步加强基础研究向临床应用的转化，助力癌症的预防、早期诊断和治疗。

从国内来看，我们国家对于肿瘤的防控工作一直在推进中。政府不断提倡“抗癌要以预防为主、抗癌战略要前移”。2003年，国家制定了癌症的总体防控规划。2012年起，在“十二五863计划”的支持下，中国科学家在“重大疾病的基因组技术”重大项目12个课题中，以肿瘤为研究对象，对12种肿瘤进行研究，为肿瘤分子分型和个体化诊疗提供技术支撑和基础数据。

据中国肿瘤基因组协作组的杨焕明院士介绍，其中胃癌、大肠癌、食道癌、肝癌和鼻咽癌五大大肿瘤加入国际癌症基因组联盟，成为大型国际癌症计划的重要组成部分。截至目前，这一重大项目在多种癌症上取得了初步但具有引领意义的科研成果，在国际权威杂志上发表了一系列论文。

世界最大的“基因工厂”深圳华大基因研究院自1999年起一直开展肿瘤基因组学研究。“目前的技术可一次性检测508个肿瘤相关基因，解读88种肿瘤药物，全面、精准地解读肿瘤药物和基因的关系，根据患者的基因信息，协助医生选择合适的治疗药物，为患者制定个体化治疗方案”，华大基因研究院院长汪建表示。

在免疫疗法领域，中南大学湘雅医院肿瘤科主任钟美佐教授介绍，中国也在广泛展开免疫疗法的临床研究论证。在世界范围内，细胞免疫治疗中唯一经过三期临床验证的是树突状细胞疫苗，2010 年在美国批准上市用于治疗激素抵抗的晚期前列腺癌，中国也有一个项目处于三期临床的试验阶段。

2015 年，国家卫计委、发改委等 16 个部门联合印发《中国癌症防治三年行动计划（2015—2017 年）》，提出了癌症防治目标，其中包括要建立和完善肿瘤登记制度；使全人群的癌症知识知晓率达到 60%、成人吸烟率下降 3%；对常见恶性肿瘤开展筛查，达到早诊早治，扩大筛查范围；对常见恶性肿瘤进行规范化诊治，从而实现提高生存率和降低死亡率等具体目标。2016 年，中共中央、国务院印发的《“健康中国 2030”规划纲要》第一节防治重大疾病中明确提出“实施慢性病综合防控战略，加强国家慢性病综合防控示范区建设。强化慢性病筛查和早期发现，针对高发地区重点癌症开展早诊早治工作，推动癌症、脑卒中、冠心病等慢性病的机会性筛查。基本实现高血压、糖尿病患者管理干预全覆盖，逐步将符合条件的癌症、脑卒中等重大慢性病早诊早治适宜技术纳入诊疗常规”。“到

2030 年，实现全人群、全生命周期的慢性病健康管理，总体癌症 5 年生存率提高 15%。”

当前，预防癌症已经是实现健康中国的时代要求，是精准扶贫的重要举措，是全面建成小康的迫切需要。政府更要从战略高度，继续把防癌、抗癌工作列为重要议事日程，抓紧、抓好。特别要在预防诱癌的“化学性因素、物理性因素和生物学因素”下功夫，如规定工业生产部门改进生产工艺，实现生产过程无害化，做好废气、废水、废渣的安全处理和综合运用，避免对自然环境的污染，对经常接触致癌因素的人员提供保护措施和定期体格检查。大气中粒径小于 2.5 微米的细颗粒物，是诱发肺癌的主要原因。国家首先要尽早制订实施“国家清洁空气行动计划”，诸如加快实施更严格的机动车排放标准和淘汰污染严重的黄标车，抓紧生产符合标准的车用燃油，大中城市要加快建设方便快捷、高效低碳、人性化的公共交通体系。再次，要积极组织有行政人员、医务工作者和广大群众参加的抗癌“系统工程”，形成抗癌的“人民战争”。

从医药人员来讲，要把向群众普及防治癌症知识作为义务和责任，要慎重使用可致癌的药物，尤其是给孕妇用药时，应禁用可致胎儿患癌的药物，以防小儿先天性癌症。据 39 健康网报道，有名年轻女性婚后一直服用避孕药避孕。由于一次漏服，怀孕了自己也不知道，继续服用避孕药，直到 3 个月后发现腹部隆起，到医院检查才知道有了身孕。孩子生下来满1岁的时候，妈妈帮他洗澡，摸到上腹部有个包块，后来去医院检查，在B超、CT、穿刺等一系列检查结果出来以后，确诊孩子患上“肝母细胞瘤”。肝母细胞瘤是婴幼儿时期最常见的肝脏恶性肿瘤，90%发生于3岁以前，其中60%为1岁以下的婴儿。公立医院也要承担社会公益责任，为贫困癌症病人提供支持，为癌症研究募集资金。同时，要通过教育培训和质量控制，提高各级医院肿瘤诊治水平。

媒体作为大众传播工具，也承担着传播健康、普及科学抗癌知识的职责。当前特别要加大防癌、抗癌知识的宣传力度，要多宣传癌症病人的康复典型。

医保向健保倾斜。现在的医保工作围绕治病转，哪些药可以列入治疗目录、怎样确定药费报销比例等，这些工作固然要做。但更重要的是，应在支持个人预防癌症和帮助癌症病人预防病情恶化、复发和转移上开“绿灯”。例如，服用某种药物、接种某种疫苗能够预防某种癌症或减少癌症复发、转移，这类药物、疫苗应纳入医保可报销范围。又如，为了早发现、早诊断的癌症筛查费，也应准予报销。

附　　录

为帮助读者了解国内、外防癌动态，增强防癌、抗癌决心和信心，特提供以下 4 个附件。

附件 1：中国癌症防治三年行动计划（2015—2017 年）

2015 年 09 月 10 日，国家卫生计生委国家发展改革委教育部　科技部工业和信息化部民政部财政部　人力资源社会保障部环境保护部农业部新闻出版广电总局　体育总局安全监管总局 食品药品监管总局知识产权局　国家中医药管理局联合下达《关于印发中国癌症防治三年行动计划（2015—2017 年）的通知》国卫疾控发〔2015〕78 号。

各省、自治区、直辖市及新疆生产建设兵团卫生计生委（卫生局）、发展改革委、教育厅（教委、局）、科技厅（委、局）、工业和信息化主管部门、民政厅（局）、财政厅（局）、人力资源社会保障厅（局）、环境保护厅（局）、农业（农牧、农村经济）厅（委、局）、新闻出版广电局、体育局、安全生产监督管理局、食品药品监督管理局、知识产权局、中医药管理局：

为积极做好癌症防治工作，尽快遏制我国癌症上升势头，保护和增进人民群众身体健康，促进经济社会可持续发展，国家卫生计生委等 16 个部门联合制定了《中国癌症防治三年行动计划（2015—2017 年）》（以下简称《计划》）。现印发给你们，请结合各地、各部门的工作实际认真组织实施，切实落实各项政策和保障措施，保证《计划》目标如期实现。

附件一:

中国癌症防治三年行动计划（2015—2017 年）

为切实加强癌症防治工作，提高癌症防治水平，维护人民群众健康，制定本行动计划。

一、防治现状

癌症是严重威胁人类健康的一大类疾病。党中央、国务院高度重视癌症防治工作，印发了《卫生事业发展“十二五”规划》和《中国食物与营养发展纲要（2014—2020 年）》，签署了《烟草控制框架公约》，大力加强环境保护和职业病防治工作。各地区、各有关部门积极采取措施，推动落实《中国慢性病防治工作规划（2012—2015 年）》和《国家环境与健康行动计划（2007—2015 年）》，逐步建立癌症防治体系。在全国范围开展死因调查和肿瘤登记工作，基本掌握我国癌症的发病和死亡情况。在癌症高发区开展病因学研究和防治适宜技术探索，形成了食管癌、妇女“两癌”综合防治等具有我国特色的防控模式。在部分重点地区实施癌症综合干预、筛查和早诊早治工作，食管癌、胃癌发病率已呈现下降趋势。乙肝疫苗接种普及已大大降低年轻人群肝癌发病风险。

但是，我国癌症防治形势仍十分严峻，每年新发癌症病例约 310 万，死亡约 200 万。近 20 年来，我国癌症发病率呈逐年上升趋势，致癌因素主要包括慢性感染、不健康的生活方式、环境污染和职业暴露等。目前，我国癌谱兼具发展中国家与发达国家癌谱特征，一段时期内以肝癌、胃癌、食管癌、宫颈癌为主的发展中国家癌谱和以肺癌、乳腺癌、结直肠癌为主的发达国家癌谱将在我国并存。随着老龄化进程的加快，我国癌症发病、死亡率还将不断上升，对国家、社会和个人造成沉重的经济负担。

二、目标

坚持预防为主、防治结合、中西医并重，加强癌症防治体系建设，提高癌症防治能力，实施癌症综合防治策略和措施，为遏制癌症增长、降低癌症疾病负担奠定基础。到 2017 年，达到以下具体目标：

（一）建立国家和省级癌症防治工作领导协调机制，落实部门职责，控制主要可防可控致癌因素增长水平。

（二）完善国家癌症中心机构能力建设并充分发挥其技术指导作用，基本建立以医院、疾控机构为主体和基层医疗机构上下联动的癌症综合防治网络。依托现有资源加快提升区域癌症综合防治服务管理水平。

（三）进一步规范肿瘤登记制度，肿瘤登记覆盖全国30%以上的人口，掌握全国和各省（区、市）癌症发病和死亡情况，绘制全国癌症地图。

（四）癌症防治核心知识知晓率达到60%，成人吸烟率下降3%。

（五）以肺癌、肝癌、胃癌、食管癌、大肠癌、乳腺癌、宫颈癌、鼻咽癌为重点，扩大癌症筛查和早诊、早治覆盖面，重点地区、重点癌症早诊率达到50%。

（六）完善重点癌症的诊疗规范，推广癌症机会性筛查和规范化诊疗，逐步提高重点癌症5年生存率，降低病死率。

三、主要措施

（一）履行部门职责，落实综合措施。卫生计生部门负责制定癌症防治规划、规范、技术标准，做好癌症防治工作的组织协调、技术指导、健康教育、预防诊治和监测评估；发展改革部门将癌症等慢性病防治相关内容纳入国民经济和社会发展规划，加强癌症医疗救治服务能力建设，促进防治药物研发和产业化；教育部门将癌症等慢性病预防相关知识纳入中小学健康教育内容；科技部门牵头通过国家和地方相关科技计划（专项、基金等）对癌症防治研究进行支持；工业和信息化部门加强控烟履约协调工作，推进抗肿瘤药的仿制创新和相关成果的产业化；民政部门进一步完善贫困癌症患者及家庭的医疗救助政策，加大救助力度；财政部门安排有关经费，加强资金管理和监督；人力资源社会保障和卫生计生部门积极完善医疗保险政策，落实包括癌症患者在内参保人员的保障待遇；环境保护部门加强环境监测和污染治理，优先整治易于导致人群健康损害的环境污染；农业部门引导农业产业结构调整和农产品品质改善；新闻出版广电部门组织广播、电视等主要媒体科学传播癌症防治知识；体育部门推广全民健身运动，加强群众性体育活动的科学指导；安全监管部门监督用人单位对可能导致职业性肿瘤的危害因素进行辨识，加强对相关作业场所和个人防护情况的监督检查；食品药品监管部门加强抗肿瘤药品生产流通的监管，加快专利即将到期抗肿瘤药物仿制创新的审批；知识产权部门负责抗肿瘤药品专利审批和保护；中医药管理部门指导医疗机构开展癌症中医药防治工作，推广应用中医药防治癌症的技术和方法。

（二）加强体系建设，提高服务能力。加快推进国家癌症中心机构能力建设，充分发挥国家癌症中心在全国癌症防治工作中的技术支撑和技术指导作用。建立全国癌症防治协作网络，依托条件较好、能力较强的省级肿瘤医院，承担区域癌症防治技术指导职能，提高区域癌症防治服务能力。加强各级疾病预防控制机构在人群癌症危险因素监测干预、流行病学调查、信息管理等方面的能力建设。结合公立医院综合改革进程，提高各级医疗机构、妇幼保健机构、健康教育机构和基层医疗卫生机构在癌症筛查、综合干预、宣传教育和患者管理等方面的能力，进一步完善癌症综合防治网络。

（三）加强肿瘤信息收集工作。健全肿瘤登记报告制度，实施《肿瘤登记管理办法》。将肿瘤登记纳入全民健康保障信息化工程建设。逐年扩大肿瘤登记覆盖面，切实提高肿瘤登记工作质量，加强全国癌症信息资源整合收集，定期发布癌症相关信息，系统整理肿瘤登记、死因监测、地理信息等相关数据，建立数学预测模型，编绘全国癌症地图。建立医院肿瘤病例信息监测体系，收集癌症临床诊治及预后信息，科学指导癌症规范化诊疗。对个案肿瘤病例信息采取管理和技术上的安全措施，保护患者隐私和信息安全。

（四）推进癌症危险因素综合防控。积极推动各地控烟立法进程，促进国家控烟规划的实施；大力宣传吸烟及二手烟危害，严格实施室内工作场所、公共场所、公共交通工具全面禁烟。广泛禁止所有的烟草广告促销赞助，强化卷烟包装标识健康危害警示，向公众警示烟草危害。推动提高烟草制品价格，大力推广戒烟服务。加强乙肝疫苗接种工作，落实新生儿接种乙肝疫苗计划。积极推进人乳头瘤病毒疫苗研发与应用。加强环境保护力度，针对当前影响人体健康的突出的环境污染问题，开展综合整治，减少污染物排放。加强职业性肿瘤相关标准的制定和修订工作，改善作业环境，强调个人防护和轮岗作业，降低职业致癌物、电离辐射等暴露风险。

（五）推广癌症筛查及早诊早治策略。对发病率高、筛查手段成熟的食管癌、宫颈癌等重点癌症，逐步扩大早诊、早治项目覆盖面，对筛查手段尚不成熟的重点癌症，优化筛查适宜技术。建设省级技术培训中心，加大培训力度。继续发挥癌症早诊、早治项目试点地区的示范带动作用，探索建立癌症筛查和早、诊早治的长效机制。加强防癌体检的规范化管理。在条件成熟的地区探索建立政府指导、医疗机构实施、健康管理机构参与的防癌体检运行机制。增强医务人员癌症早诊、早治的意识和能力，推广癌症机会性筛查，提高医院就诊患者早诊率。

（六）提高癌症诊疗水平。通过加强医疗卫生机构癌症诊疗能力建设，规范化治疗肿瘤，提高患者生存率和生活质量。将癌症诊疗规范纳入住院医师规范化培训内容，完善相关常见癌症诊疗规范，加强筛查、诊疗等新技术的推广以及个体化规范治疗方案的应用，开展质量控制与评价。开展癌症康复、姑息治疗和临终关怀机构建设，建立与肿瘤专科机构的双向转诊、急慢分治制度。加强癌症患者的康复指导、疼痛管理和心理支持，对晚期患者开展姑息治疗和临终关怀。

（七）推动抗肿瘤药研制生产。建立和完善新药创制体系，加强药品知识产权保护，支持研制开发一批具有我国自主知识产权的创新药。做好专利到期药物的生产和上市准备，促进药品价格下降，提高药品的可及性。探索通过利用专利实施强制许可制度提高药物可及性的可行性，国内尚不能仿制的，通过建立谈判机制，降低采购价格，加快国内相关药品上市速度。

（八）加大中医药防治癌症工作力度。充分发挥中医药在肿瘤防治中的优势和作用，强化肿瘤中医临床防治能力建设，加强国家中医临床研究基地、国家和区域中医专科专病诊疗中心、中医肿瘤重点专科建设，优化中医临床路径和诊疗方案，创新中医药与现代技术相结合的中医肿瘤诊疗模式，提高中医药肿瘤诊疗水平和服务能力。通过对口支援、人员培训等措施，推进县级中医医院肿瘤科建设，提升基层服务能力。大力推广中医适宜技术，将成熟的中医药技术、方法纳入基本公共卫生服务中，运用中医治未病的理念，开展肿瘤预防及防复发服务。鼓励支持中药抗肿瘤药物的研发与生产。

（九）加强科学研究和国际合作。加强癌症防治研究，加强国家恶性肿瘤临床医学研究中心和协同研究网络建设，加强环境致癌因素、癌前病变诊疗、早期筛查检测技术等的研究，鼓励多中心、前瞻性临床研究，支持癌症早期诊断试剂、预防性疫苗等创新品种的研发。加强中医防治常见肿瘤的系统化研究和关键领域的中医药精细化研究。在信息共享、能力建设和技术研发等方面加强国际交流与合作。

（十）加强科普宣传，提高全民防癌意识。充分发挥广播、电视等传统媒体和互联网、微博、微信等新媒体的作用，广泛宣传癌症防治知识核心信息，普及戒烟限酒、合理膳食、适量运动和心理平衡等健康生活方式，提高群众自我防控意识和能力。制作播放防癌公益广告、专题节目、影视文艺作品、科普图书等，充分利用卫生相关节日纪念日开展宣传教育活动。鼓励社会组织和癌症防治机构共同行动，建立抗癌健康教育专家库，编制抗癌知识手册，深入城乡开展义诊咨询活动，设立咨询热线，为公民提供有针对性的科学防癌知识。

四、保障措施

（一）加强组织领导，完善工作机制。建立国家和省级癌症防治工作领导协调机制，加强对防治工作领导，协调解决防治工作中的重大问题，制定并发布癌症等慢性病防治中长期规划。完善政府领导、部门协作、动员社会、全民参与的防治工作机制，将防治工作纳入各级政府工作重要内容，明确工作目标，落实工作任务。

（二）加强保障力度，拓宽筹资渠道。根据经济社会发展水平和癌症流行程度，不断加大公共卫生投入，并将财政补助资金与癌症防治任务完成情况和绩效考核结果挂钩。逐步扩大癌症等重大疾病基本医保保障范围，增加基本医保相关目录中治疗癌症等重大疾病的药品种类，加快实施城乡居民大病保险制度，加强基本医保与医疗救助工作的衔接。建立多元资金筹措机制，鼓励社会资本投入，为癌症防治提供公益性支持。

（三）加强人才储备，强化队伍建设。根据区域卫生规划，在依托现有资源基础上，加强肿瘤外科、肿瘤内科、放射治疗、中医肿瘤等专科医师规范化培训和以肿瘤防控为重点的公共卫生医师培训，在全科医师、住院医师和公共卫生医师规范化培训及继续医学教育中，强化癌症防治内容，提高防治技能。通过重点专科建设、城乡医院对口支援等，提高中、西部地区及基层防癌、治癌能力。

（四）加强督导检查，开展效果评估。各地要根据本行动计划要求，将工作目标和任务层层分解到具体部门，落实工作责任。各地卫生计生部门会同有关部门对本地区防治工作年度情况进行检查，发现问题及时解决，督促各项目标和任务完成。国家卫生计生委会同有关部门针对癌症防治行动计划落实情况，组织开展考核评估，综合评价政策措施效果。

附件 2：全国肿瘤防治宣传周

全国肿瘤防治宣传周是由中国抗癌协会于 1995 年倡导发起的，每年的 4 月 15 日至 21 日规定为全国肿瘤防治宣传周，简称 4.15 全国肿瘤防治宣传周。

活动内容

从 1997 年开始，每年均在宣传周活动前由科普宣传部制订实施计划，拟定宣传周活动主题，通过各种媒体进行相关宣传报道，宣传周活动后均进行总结。在各省（市、自治区）抗癌协会、肿瘤医院、各专业委员会及各位理事、各界人士的通力合作下，使每一届宣传周活动都取得了圆满成功。活动的开展一届比一届声势浩大，通过多种形式广泛宣传抗癌防癌科普知识，使广大人民群众提高了防癌意识、增加了科学知识，从而进一步推动了我国抗癌事业和科普工作的健康发展。目前，已被国家卫生部纳入每年的正式卫生宣传日活动，深受各地党政领导和各界人士的欢迎。

历届主题

第一届（1995 年）提倡文明、健康的生活方式；人人参与抗癌防癌活动；癌症可防可治；癌症不等于死亡

第二届（1996 年）同第一届

第三届（1997 年）肿瘤不可怕、可防又可治，携起手来，

共同抗癌

第四届（1998 年）饮食与癌

第五届（1999 年）呼吁全社会都来关心癌症患者，为癌症患者献爱心

第六届（2000 年）坚持正确导向、提倡科学防癌

第七届（2001 年）倡导防癌治癌科学规范、反对封建迷信、假医假药

第八届（2002 年）预防为主，科学治癌

第九届（2003 年）早期发现、早期诊断、早期治疗

第十届（2004 年）科学抗癌，关爱生命

第十一届（2005 年）关爱妇女、远离乳癌

第十二届（2006 年）合理饮食，预防癌症

第十三届（2007 年）拒绝烟草，远离癌症

第十四届（2008 年）提倡全民戒烟，让儿童远离癌症

第十五届（2009 年）规范癌痛治疗，改善生活质量

第十六届（2010 年）关爱生命，科学防癌

——让生活更美好

第十七届（2011 年）科学抗癌，关爱生命

第十八届（2012 年）科学抗癌，关爱生命

——饮食与癌症

第十九届（2013 年）保护环境，远离癌症

第二十届（2014 年）科学抗癌，关爱生命

第二十一届（2015 年）科学抗癌，关爱生命

——抗击癌症，从了解开始

第二十二届（2016 年）科学抗癌，关爱生命

——癌症防治，我们在行动

第二十三届（2017 年）科学抗癌，关爱生命

——加强健康教育，远离不良习惯

附件 3：世界癌症日

世界癌症日是国际抗癌联盟（UICC）于 2000 年发起，活动时间定于每年的 2 月 4 日，旨在倡导新的方法促进各组织间的合作，加快癌症研究、预防及治疗等领域的进展，为人类造福。预防癌症和提高癌症患者生活质量是反复出现的主题。

国际抗癌联盟（UICC）和世界卫生组织（WHO）看到全球癌症发病率和死亡率急剧上升，于 2000 年在巴黎召开了一个世界肿瘤高峰会议，在这个会议上讨论了目前全世界癌症发病现状，呼吁建立肿瘤科研的国际性合作，动员全社会的力量参与肿瘤的预防、治疗，使全世界的癌症病人都能得到更好的医护服务和社会各界的支持和关心。并且在这次峰会上签署了“巴黎抗癌宪章”，这个宪章中规定每年的 2 月 4 日为世界癌症日，要在全世界范围内同步开展肿瘤防治的宣传，包括科普宣传、康复宣传等工作。

国际抗癌联盟是全球最重要的一个肿瘤防控权威组织，它于 1933 年成立，总部设在瑞士的日内瓦，覆盖 109 个国家和地区，该组织拥有 346 个会员单位，中国抗癌协会也是它的会员单位之一，并且中国抗癌协会理事长郝希山院士是 UICC 的常务理事。

历年主题

第一届　2000 年坚持正确导向、提倡科学防癌

第二届　2001 年倡导防癌治癌科学规范，反对封建迷信、假医假药

第三届　2002 年预防为主，科学治癌

第四届　2003 年早期发现、早期诊断、早期治疗

第五届　2004 年科学抗癌，关爱生命

第六届　2005 年关爱妇女、远离乳癌

第七届　2006 年合理饮食，预防癌症

第八届　2007 年今天的孩子，明天的世界

第九届　2008 年我爱我的无烟童年

第十届　2009 年我爱我健康活泼的童年

第十一届　2010 年癌症同样可以预防

第十二届　2011 年科学防晒预防皮肤癌

第十三届　2012 年共同参与，成就奇迹

第十四届　2013 年你了解癌症吗

第十五届　2014 年消除癌症误区

第十六届　2015 年癌症防控目标，实现并不遥远

第十七届　2016 年“我们能，我能战胜癌症（WECAN，ICAN）”

第十八届　2017 年“我们能，我能战胜癌症（WECAN，ICAN）”

附件 4：《世界抗癌宣言》

《世界抗癌宣言》是由国际抗癌联盟制定，经过 2008 年世界癌症峰会修订，并于 2008 年世界抗癌大会正式通过。

全球各抗癌团体呼吁采取行动

我们，全球抗癌社会，呼吁各国政府、国际政府组织、国际捐赠团体、发展机构、专业组织、私营部门以及所有民间组织立即采取行动，通过实现下述目标、完成下述举措以及提供资源和政治支持，来实现减缓并最终控制癌症死亡率增长这一最终目标。

2020 年要达到的目标

已建立起可持续发展的服务提供体制，确保所有国家具备有效的癌症控制项目。

对全球癌症负担和癌症控制干预作用的衡量有了显著的改进。

全球烟草消费量、肥胖状况、酒精摄入水平大幅度降低和改善。

疫苗项目覆盖人乳头状瘤病毒和乙肝病毒高发地区的所有人群。

公众改善了对癌症的态度，关于这个疾病的有害说法和错误认识得以消除。

通过筛查和早期发现措施，以及公众和专业人员对重要癌症预警迹象的高度认知，使得更多的癌症得以确诊。

对于全球所有癌症患者，准确的诊断、适宜的治疗、支持性医护、康复服务和姑息治疗的可及性得到改善。

具备针对所有患有疼痛的癌症病人的有效疼痛控制措施。

大幅增加癌症控制不同领域卫生专业人员的培训。

癌症控制领域受过专业培训的卫生工作者外流的数量明显降低。

所有国家的癌症生存率有显著提高。

优先行动

这些目标都很远大。然而，过去几年中不断有证据表明，统一协调的行动可在短时间内取得显著成绩。因此，我们相信，如果优先采取一些行动，这些目标是可以实现的。

卫生政策

把癌症控制列入发展日程。一个国家在解决不断增长的癌症问题上的投资，实际是对一个国家经济和社会状况的投资，因此在政治上要提高对癌症防治的重视。癌症控制有关组织应与全球捐赠团体、开发机构、私营部门以及所有民间组织合作，投资于癌症控制工作。

动员各利益相关者来保证全球控制癌症战略是针对那些最有需求的人群而制定的。让所有主要利益相关者介入到制定或更新国家癌症控制政策的工作中。

有效执行那些被证明能弥补癌症监督缺失的战略。

在地方和国家层面，提高癌症患者参与制定癌症控制计划的程度。

癌症预防和早期发现

鼓励政府全面贯彻《烟草控制框架公约》，降低烟草消费提升公众癌症防范意识，开展宣传活动，降低癌症风险，增加人们对其敏感度，同时针对癌症早期信号举行科普宣传和专业培训，推动政府实施政策，支持癌症控制战略，保证人们选择良好的消费方式和健康的生活方式。

鼓励政府采取措施，降低环境和职业致癌物质的机会采取行动，保证疫苗得到广泛普及，保证具有更多措施，控制那些被证明可导致癌症的各类感染提倡为有证据表明可起作用地区的人口提供可负担的筛查项目。在筛查技术没有得到测试的地区，开展试验项目，评估针对不同人群筛查的可行性和效果。

癌症治疗

促进制定和使用符合当地需求和资源情况的癌症治疗指导方针，确保治疗仪器及专业人员来满足癌症患者生理、社会和情感需求的治疗、康复、姑息治疗。

采取措施，克服各种障碍，把疼痛控制做到最佳水平。与政府合作，解决对止痛药品的过度规定问题。与国际组织合作，包括国际麻醉品管制局和世界卫生组织，确保联合国的有关国际药品控制的各种规定不会妨碍正当扩大对疼痛癌症患者的止痛药品可及性。

与制药企业一起努力，提高价格低、质量好的药物的可及性。

通过提供专业培训和奖学金，来增加癌症控制工作各领域具备专业知识的卫生专业人员。

增强对卫生工作者外流将会影响一个国家保障癌症医护能力的认识，共同努力解决全球和国家卫生工作者短缺以及由此产生的不合理状况加剧的问题。

加强对基础性和应用性的独立研究的投资，加速研究成果向临床和公共卫生实践的转化。

鼓励各国癌症研究组织的合作，分享数据，确定互补的研究目标，使癌症研究的有限资金得到最佳使用，减少重复工作。

向 2020 年目标迈进

国际抗癌联盟现在 100 多个国家拥有 300 多个会员组织，将通过这些组织来促进合作伙伴关系和国际合作，加速实现 2020 年目标这一进程。

鉴于世界各地癌症负担和所提供的服务存在巨大差别，国际抗癌联盟鼓励其会员组织把《世界抗癌宣言》作为一个模板使用，开发出地区性或国家性的癌症宣言，它们能更好反映出当地的需求和优先行动，在有数据的情况下，可以更准确地量化目标。

国际抗癌联盟每两年要完成实现 2020 年目标的进度报告。这些进度报告在每两年召开一次的世界抗癌大会上宣布。

背景

《2008 世界抗癌宣言》是抗癌宣传者可使用的一个工具，方便他们能使不断增长的癌症危机情况引起国家、地区、国际卫生政策制定者的注意。宣言反映了各基金会、国家和国际非政府组织和政府机构、专业机构、私营部门、院校、民间组织的共识，这些组织在各大洲致力于实现消除癌症——后代的主要生命威胁这一远景。

国际抗癌联盟鼓励在《世界抗癌宣言》框架下的合作伙伴关系：通过合作，我们更容易采取需优先采取的行动，实现 2020 年目标。

（稿源：天津市肿瘤医院）

读后感选录

郑老师这本书编写得好，很受教益。好在接地气，老百姓看得懂，用得上。看了它，就等于自办了一所“老百姓大医院”。书中无论是讲道理，还是教方法，都没有装腔作势，而是娓娓道来，实话实说，深入浅出。拜读了郑老师的书，心态平和了，再也不“谈癌色变”了，大有茅塞顿开之感，真的觉得癌并不可怕，癌是可防可治可愈的。

张卓琳（湖南工人报社原社长，总编辑，中国企业文化研究会研究员）

要把握人类健康的未来，我们在运用现代医学的基础上，也必须借助于各个历史时期民族医学经验的研究成果。郑老师的科普著作《实用自我防癌指南》很翔实、通俗地阐述了防癌、治癌的一些常识性观点，对大众很有启发和科普教育意义。

这是郑老师长期致力于基础疾病防治科学普及知识做出的卓有贡献，让我们由衷地敬佩。

张润周（永州市中心医院党委委员、工会主席、永州市中西医结合学会常务副会长、副主任医师）

我曾经是一个乳腺癌骨转移病人。从确诊到治疗，再到康复，我和我的亲人们从经历的痛苦中深刻认识到，治疗固然重要，但更重要的是懂得预防癌症的科学知识、学会预防癌症的方法，遗憾的是，现在很难买到这样的专业书籍。

我反复地想，我们这样一个人口众多的大国，由于多种原因，看得起病的还是少数，如果不搞好防癌工作，癌症就是打败我们的第一个敌人。抓好防癌工作，必须从中央到地方，每一个人、每一个家庭，都重视起来，做到全民皆兵、全民参战。这就必须要掌握防癌抗癌的科学知识。出版防癌的科普图书就是给全民众普及抗癌的科学知识。

郑老师在书里用很多“无癌村”的典型，用无数真实的癌症康复例子，证明癌症是可防、可治的，引导人们从“谈癌色变”中走出来。

我真诚地期盼郑老师的著作能对癌症患者战胜病魔有所帮助。

蔡丽敏（辽宁乳腺癌骨转移康复者）

参考文献

[1] 何裕民 . 癌症只是慢性病 [M]. 上海：上海科学技术出版社，2009.

[2] 徐兵河，孙燕 . 微量元素硒的防癌抗癌作用 [J]. 微量元素与健康研究·硒专辑，2003：7.

[3] 人民网健康全媒体平台《肿瘤科》.

[4] 39 健康网《具有特殊抗癌物质的食物——含硒丰富的抗癌食（药）物》2016.12.27（该网引自戴德银黄茂涛张德云主编《常见病诊断与用药》化工化学出版社）.